气血才是命根子

张继传◎著

中国医药科技出版社

内 容 提 要

为什么有的女人面色红润、灿若桃花、光彩照人，而有的女人却灰头土脸、头发干枯、皮肤粗糙？为什么有的人在冬季手脚冰凉，甚至夏天也手脚冰凉？癌症、淋巴结核、肿瘤、乳腺小叶增生等病是怎样形成的？高脂血症、脂肪肝、肥胖病是怎么形成的？中医认为，这些都是由气虚、气滞造成的，需要疏通经络，活血化瘀。美容的根本在于保养气血，健康的根源在于疏通气血。气血充盈，"灰姑娘"就能变"白天鹅"！气血通畅，"大肚腩"就能变"型男"！气血充足并运行通畅，人就能健康长寿！

图书在版编目（CIP）数据

气血才是命根子 / 张继传著. —北京：中国医药科技出版社, 2015.1（2024.7 重印）

ISBN 978-7-5067-7224-2

Ⅰ.①气… Ⅱ.①张… Ⅲ.①补气（中医）—养生（中医）②补血—养生（中医）

Ⅳ.① R254.2

中国版本图书馆 CIP 数据核字（2014）第 303135 号

封面设计 李彦生

版式设计 张文艺

出版　中国医药科技出版社

地址　北京市海淀区文慧园北路甲22号

邮编　100082

电话　发行：010-62227427　邮购：010-62236938

网址　www.cmstp.com

规格　720×1000mm　　1/16

印张　17.5

字数　268千字

版次　2015年6月第1版

印次　2024年7月第12次印刷

印刷　北京印刷集团有限责任公司

经销　全国各地新华书店

书号　ISBN 978-7-5067-7224-2

定价　39.80元

前言

气血充盈病无踪

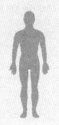

我们的生命靠什么来支撑呢?

听听这些耳熟能详的话吧, 不经意的说法, 恰恰是万古不易的真理:

"人活一口气""人就活个精气神儿""气息奄奄""血肉之躯""血气方刚"等等, 这些都说明了什么呢? 恰恰说明了气血的重要性——气是生命最本质的体现, 血是生命最有力的支撑, 气和血构成了人体健康的能量和物质基础。

一、气血是我们的"命根子"

我们经常把生命比喻成一棵树，也就是生命之树，那气血就是树根。无论它生长在何处，它对生长的需求是一样的，就是空气、阳光和水，而气血就是滋养生命之树的阳光雨露。

人体生理活动是以脏腑为中心的，而脏腑必须获得气血的滋养，才能发挥其功能。

人体之气，由肾中精气、脾胃消化吸收而得的水谷精气和肺吸入的清气三部分结合而成，充盈全身，不断运动而产生推动人体进行生理活动的动力。气的活动能力强，人就会生机勃勃。人体脏腑与经络等组织器官的一系列生理活动，都是气推动和激发的结果，由此而促进机体的生长、发育。

人体体温的维持，脏腑、经络等组织器官进行生理活动的能量，都是气的温煦作用。气具护卫肌表的作用，防御外邪入侵。血在脉管内正常循环而不会溢出脉外，是气的控制、固摄作用之果。人体之血主要来源于脾胃消化吸收所产生的水谷精微。食物经过脾胃的消化吸收，化生营养和津液等精微营养能量物质成分，上输心肺，通过心肺的气化作用，转化为血，再注之于脉，运行到全身。人体脏腑、经络等一切组织器官无不由气血供给，以维持正常的生理功能。正如《素问·五脏生成篇》所云："肝受血而能视，足受血而能步，掌受血而能握，指受血而能摄。"这一切都说明，气血是我们的生命之根。

二、气血不足是"病根子"

几千年来，中医治病、防病的根本就是补气血、通经络。而现在，早在几年前，在求医治病的问题上就刮起了一股复古之风，我们越来越倾向于利用这些老祖宗遗留下来的老方子，如推拿、按摩、艾灸，就是依据古人发明的经络学说演变而来。我们为什么要这样做呢？这是因为世人在饱受西医头疼医头脚痛医脚的思维所带来的痛苦后，倾向于标本兼治，祛病除根。这绝对是人类医疗史上的一大进步。

临床实践证明，百分之九十九的疾病都和气血失调有关。

六气运行从左而升，从右而降，升而浮，降而沉。这使五脏六腑之间的运动形成一个圆形的运动。假设气有升而不降，如肺气之升而不降，气升至咽部则痒而咳嗽，咳嗽之剧，气升之剧。

气陷于下而不升，会出现什么样的情况呢？如脱肛，即直肠下垂，如胃下垂、肝下垂、肾下垂、子宫下垂等等，皆是气陷于下而不升造成的。从西医学的观点看，这是由于维系各脏器的肌肉韧带无力固定脏器所致。

假若血不行，不通，气也是难通的。气为血母，血为气帅。血为气的载体，气为无形之质必定依赖载体运行，当血出现瘀滞，结成块时，必然阻碍气的运行。如跌打伤痛症，痛如针刺，瘀血阻络，脉道运行不畅，不通则痛。如道路受山石阻塞，一定得通，搬掉山石，或炸开山石，才能顺利通过。

所以说，治疗疾病，得先调理气血，把气的升降浮沉理顺了，病也就不药而愈了。所以说，气血不足是真正的病根，调理气血万病灭！

所以，不论是古人还是今人，不论你是有钱人还是普通百姓，不论你是男人、女人、老人、孩子，气血对你都一视同仁，气血足则身体安康，气血失调则百病丛生。

三、调养气血是养生的"慧根子"

当然，本书的目的绝不止于传播理念，还教给大家调理气血、益寿延年的手段。通过本书，还将告诉大家：

1. 气血有自己的表达方式，通过察言观色就能轻松判断自身的气血水平。

2. 五脏安康才能气血充足，如何才能关爱我们的五脏。

3. 细节决定健康，生活方式不健康是气血失调的罪魁祸首。

4．气血是最圣明的美容师，女人如何掌握让美丽穿越时空的技巧。

5．食物是最好的医药，怎样吃喝才能扶正祛邪。

6．人体就是仙药田，如何通过锻炼、按摩来疏通经络。

关于气血养生，虽然我们已经听过或看过太多，但独此一册，从气血调养入眼，从养生细节入手，以简便易行为要，关注生活的方方面面，教会大家调养气血、益寿延年的大智大慧。一旦您深入了解，就会发现长命百岁不是妄想，永葆青春不是梦想。

只要照书里所说的一招一式做下去，不生病谁都可以做到。

一旦你懂得倾听身体深处发出的声音，并善于掌握交流的技巧，那么你将是解救自己的观音。

目 录

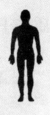

第一章

养生先养气血

气血是人体的"命根子"

⊙ 生命的本质在于"气"

【气血养生经】 人体和宇宙一样，都是靠着五行之气凝成的有形之物，靠着气在脏腑、器官之间的有序循环而维持着生机和活力。所以，气顺，则体安；气在，则人在。

到底是中医好还是西医好呢？这个问题已经争论了不止一日了。不得不承认，在科学领域，语言从来不像它在文学领域那样魅力四射，在事实面前，它不得不低下头败下阵来。

我想说的事实是这样的：传统中医经受了几千年的考验，名医辈出，如东汉张仲景，西晋皇甫谧，唐代孙思邈，清代王清任等等。治疗方法也是多种多样，精妙独到。即使现在，很多西医解决不了的疑难杂症，中医都可以药到病除。

多年来，王小姐一直生活在某种怪病的阴影下，她长期月经不调，有时候一个多月来一次，有时候两个多月来一次，还有时候三五个月来一次，王小姐去看西医，西医作了很多种危险的猜测，并作了全面检查，可是化验结果证明：子宫发育完好，肾功能健全，也没有妇科炎症。所以医生给出的结论是：没病。

一方面握着自己"没病"的西医学化验证明，一方面想着多年来的"非正常"状态，王小姐一筹莫展，她带着满腹疑惑来到了中医诊所。医生在一番望闻问切后告诉她：是寒气太重，气血失调的结果。

一开始，王小姐将信将疑，心想：气又看不见摸不着的，谁知道真相如何呢？

可是既然找不到更合适的方法，那就宁可信其有吧，六服中药喝下去，王小姐的气色明显好多了，就这样坚持下去，王小姐的老大难问题终于得以解决，她的"好朋友"回归到正常的轨道上来，她成了个"正常"的女人。

这说明了什么呢？这说明传统中医具有极强的生命力，而这一生命力正是来源于它找到了人体维持其生命活力的发动机——气！

我们说一个人生命力旺盛，总是说他朝气蓬勃；形容一个人衰弱，我们说他气息奄奄；判断一个人的生死，我们以喘息和断气定夺；还有，人活一口气，人就活个精气神儿……这一切的一切，都离不开一个"气"字。和王小姐的病情一样，在临床实践当中，很多说不清道不明的疾病，都是"气"在作怪。

我们不禁要问，气是什么？它来源于何方？旺衰取决于何物？

气在本质上是一个哲学概念，"气"散见于先秦著作里，随处可寻，如《庄子》有"人之生，气之聚也。聚则为生，散则为死。"《孟子》有"气，体之充也"，《荀子》有"治气养生"，《黄帝阴符经》里也有"离之制在气"，这些都是中医"气"理论的重要依据。

传统中医认为，人由气生，大到整个宇宙，小到人体的一个器官，实质上都是由无形的气凝聚而成的有形的事物。《黄帝内经》中《素问·阴阳应象大论》说："清阳为天，浊阴为地。"《素问·宝命全形论》说："人以天地之气生。"清阳和浊阴是气的两种形式，那么阴阳二气不仅能产生天地，还能产生万物，这其中当然也包括人。

人体不仅因气而生，而且也因气而长。我们知道，人体是一个不断循环的运动场，促成这种运动的物质就是我们所说的气。举个例子，风是我们看不见的东西，但怎么来判断它的存在呢？通过树枝的摇曳，通过水的波纹，也就是说通过风自身的流动来证明它的存在。

人体内的气也是同样的道理。气的功能需要通过气的运动来实现，也就是中医所说的气机，主要包括升、降、出、入四种，这四种运动在人体的脏腑、经络、组织、器官内进行，进而促进了人体内部的循环。简单来说，气对人体内部循环的促进作用有这么几种：

（1）**推动作用**。包括对人体整个生长发育过程的推动，也包括对脏腑工作的推动。比如我们说肝有肝的气，肺有肺的气，肾有肾的气，这就是说五脏、六腑、形体、官窍、血、津液等的生理功能活动，都必须在气的推动下进行。如果气虚，推动力就小，脏腑功能就弱了，会出现如消化不良、胸闷等症状。

（2）**温煦作用**。这一作用最为重要的是调节人体体温，辅助各脏腑组织器官及经络的生理活动。我们可能有这种感觉，久坐不运动，就会感觉手脚冰凉；如果长时间不舒展肢体，就会觉得腰部很凉，这在根本上就是因为气行不畅所致的。

（3）**防御作用**。有些人容易生病，或者易被细菌感染，而有的人即便遇到再强烈的流行性感冒也能安然无恙，区别就在于抵抗力的大小。而决定一个人抵抗力的关键，就是气的充足与否。一个人气足，也就相当于拥有了一个抵抗外邪的护身符，身体本身抵抗能力较强，病邪自然就不能奈何他了。

（4）**固摄作用**。这是指保持脏腑器官位置的相对稳定。我们知道人体内包含着诸多大大小小的器官，这些器官虽然繁杂却有着自己固定的位置和功能，而这种井然有序就全靠气来维持。同时，汗液、尿液等的排泄也有一定的规律，如果不是气来掌管和统摄，它们会随意地被排出体外，打乱人体正常的代谢。比如盗汗就是气虚的表现。

此外，气对人体的最突出贡献还表现在它对血的种种作用。气为阳，血为阴，两者关系密切，中医自古就有"气行则血行，气滞则血瘀"的说法。

总之，气是维持体内循环的发动机，有了气的存在，身体内的各个零件才能有条不紊地运转，身体这个大机器才能保持健康。所以，爱自己，爱健康，就要从认识"气机"开始！

⊙ 阳气是人体活力之源

【气血养生经】 宇宙的和谐，人体的健康都离不开阳气的扶持，失去阳气，花不会开，叶不会长，动物不会旺，人也不会健康。

生活中，不知道大家有没有注意这样一种现象，形容女孩子开朗活泼，我们往往说她很阳光，用"阳光女孩"来形容。形容男孩子健硕英俊，则会称之为"有阳刚之气"。这都充分说明，阳与健康的关系有多么密切。

对于宇宙万物，阳，是一种什么样的力量？

说起阳气的魔力，《红楼梦》里有这样一个脍炙人口的小故事。

《红楼梦》第三十一回。有一天，富家小姐史湘云和丫鬟翠缕一道出去散步。史湘云性格豪放开朗，同时也学识丰富；翠缕是一个天真可爱的小姑娘。那是一个夏天，她们走到水池边，看见荷叶随清风荡漾，闻到阵阵清香，忍不住就在那儿停了下来。翠缕说："怎么荷花还没有开？"

湘云说："时候还没有到呢，天地间万物都由阴阳二气化生，阳气到了，荷花就开了。"

翠缕不解地问："什么阴啊阳啊，没影没形的，我怎么一点也不懂？"

湘云对她说："阴阳哪里有什么影啊形啊，它不过是气，天地中的一切都是阴阳二气产生的，比如天是阳，地是阴；日是阳，月是阴。"

翠缕好奇起来，问道："难道花啊，草啊，虫子啊什么的，也有阴阳吗？"

湘云接着说："当然有了，什么都有阴阳，比如那树叶的正面叫阳，背面就叫阴。"

翠缕越发有兴趣，说道："这下我懂了，男的就是阳，女的就是阴；动物

也是一样，公的就是阳，母的就是阴……"

上面这个小故事虽然有调侃的成分，但从一个侧面说明了阳气的伟大作用，荷花之所以没开，是因为时令未到，阳气未足，人体也是这样，离开阳气的扶持和养护，它也会枯萎。所以说，对于生命万物，阳气是一种积极向上的力量。

"阳和阴"是纯粹的东方概念，或说是源于中国本土文化的概念。在医学上，只有东方医学(泛指中医)有阴阳的学说。中医的"阳"含义很多很广，狭义是指体内维持人体旺盛精力的部分；阳气，就是此部分在人脑想象中的物质化状态，其实是只可意会和感知，不可触摸和测量的；同时也因人而异。《黄帝内经》说，"阳气者，若天与日，失其所，则折寿而不彰"，意思是说："阳气就好像天上的太阳一样，给大自然以光明和温暖，如果失去了它，万物便不得生存。人体若没有阳气，体内就失去了新陈代谢的活力，一片黑暗，这样，生命就要停止。"

根据《易经》的阴阳理论，我们受到启发，阳气才是生命的动力和源泉。我们要想健康长寿，必须坚持不懈地保养与延长我们的阳气，对抗阴气的生长，从而使阳气始终处于旺盛的状态。这就是《易经》这部玄妙与智慧之书告诉我们的养生真谛。

如何保护好我们体内的阳气呢？

补阳气首要是补肾、暖肾、保暖、去寒或调阴：肾为一身之阳，就像人体内的一团火，温煦、照耀着全身。先天之精气其实代表的是先天之本的"肾"。肾，就是人的根，就如大树的树根一样，只有从根上施肥、松土，才能生长旺盛，只有树根不断吸收营养，才能牢牢地扎在大地之中。就是大树给吹断了，只要有根在，它还会发新枝、长新叶。人也是一样，只要保住肾，也就是保住人的根，人就永远健康，永远充满活力。

需要提醒大家的是，中医认为的"肾"是个泛指概念。以西医学概念而言它不仅仅包含肾脏，也包含心脏和肺脏等；也就是说泛指直接为营养物质提供运输动力的脏器和组织。补肾气，就是要增补这些脏器和组织的功能和相互协调的能力。

肾气不足，大致分为阳虚和阴虚两种。阳虚者，体质偏寒，消化系统和内分泌系统欠佳：易出现消瘦，畏寒，血压低，神经衰弱，血液循环功能性障碍等症状。阴虚者，体质偏热，也有冷热交替者，一般免疫系统、内分泌系统欠佳：易出现肝火旺盛，血压偏高，血脂偏高，内分泌紊乱等症。

当然，保养阳气也要掌握一定的要领，首先就是根据季节保养真阳。一年四季，阳气也有自己的活动规律，从冬天到春天，阳气就开始生发，从春天到夏天，阳气是最多的时候，这叫作阳长阴消，那么我们就应该抓住春夏时节好好养阳，多晒太阳。因为我们人的这个阳气，和天上的阳气是息息相通的，头顶太阳，就是最便宜又最有效的养阳方式。

保养阳气还要求我们学会吃，怎么样吃保养阳气的食物，怎么样调整寒热。具体的内容我们将在饮食养气血的章节中进行详细讲解。

保养阳气还有重要的一个方面是要调整我们的心态。人有七情：喜、怒、忧、思、悲、恐、惊，分别对应着我们的心、肝、脾、肺、肾。七情也分阴阳，因为喜是属于阳，悲是属于阴的，所以假如我们每天都很快乐、开心，那就无形中滋养了阳气。如果我们总是很悲观，郁闷，不开心，那就等于自己损害自己的阳气。所以，我们每天要快乐生活，要保持乐观的心态，它就会给我们从七情里面沾染阳气。

保护肾脏，多晒太阳，多找乐子，这就是最简单地捍卫阳气之道，做起来容易，但坚持起来很难，大家要持之以恒，不要三天打鱼两天晒网。

⊙ 血是脏器离不开的"铁饭碗"

【气血养生经】 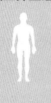 人是铁饭是钢，一顿不吃饿得慌。五脏六腑也不堪承受饿饭之苦，而血就是脏器的饭，吃饱喝足才有精神干活儿。所以，养生的重点在于养血，血气方刚才是好男儿。

"血气方刚"是个常用成语，成语词典的解释是用来形容"年轻人精力正旺盛"。

成语"血气方刚"出自《论语·季氏》，孔子说："君子有三戒：少之时，血气未定，戒之在色；及其壮也，血气方刚，戒之在斗；及其老也，血气既衰，戒之在得。"朱熹在《论语集注》中说："血气，形之所待以生者，血阴而气阳也"。这就说明了，"血"和"气"是两种并列的物质。

为什么要把血放在气的前面呢？对于人体，血又起着什么样的作用呢？

颜颜是某时尚杂志一名小编，最近为了赶稿，同事们响应主编的号召，不惜挑灯夜战，很多同事都累得倒下了，唯有颜颜一人依然面不改色，神清气爽的。问及不败的秘诀，颜颜不吝施教，说小时候在乡下，就听奶奶教育她说：人是铁饭是钢，吃饱喝足了血脉才会旺。颜颜于是就记住了奶奶的话，无论多忙多累，或者心情多么不好，她都会吃得像公主一样好。

最后，颜颜告诉大家：吃饭香香，血液旺旺，脏器棒棒，身体自然健康。

听了颜颜的话，大伙儿这才明白，原来身体的脏器也需要吃饭，吃不饱脏器也会"罢工"。

中医认为，一个人健康的标准就是气血充足。人体的脏器就如同人一样，其也有胃口，也需要吃饭，吃饱肚子才能干活、工作。而脏器的饭就是气血。

当体内的各种脏器每天都能吃饱喝足时，干劲就十足，活就干得好。而当人体的总血量不够，脏器的饭不够，它们吃不饱肚子，虽然它们都还在运转，但很容易疲劳，无力，抵抗力下降，就出现了人们常说的"亚健康"状态。时间一长，各脏器由于供血不足，各种疾病都会惹上身来。

心脏供血不足时就会心慌、气短、胸闷，这时，特别想休息，就会偷懒，就会出现短暂停顿，心跳的跳动速度就会越来越慢，心就开始痛。这是在提醒你，它饿了、累了，你没管它，或者只是给它吃了一些扩血管的药物，可根本原因并没有找到。当缺血症状进一步加重，血管不能充盈，就会造成闭塞，心梗，最后危及生命。

大脑供血不足，轻者头晕、记忆力下降，重者因远端末梢的血管得不到充足的血液而干瘪、闭塞，继而出现脑缺血、脑梗死，时间一长，脑子开始变"瘦"，脑萎缩、老年痴呆症也开始发生。

肝脏供血不足，它的工作能力也开始下降，作为"人体化工厂"，以前吃一斤肉，它都能转化成人体所需要的能量，而这时只能转化7两，余下3两只好以脂肪的形式弃置在肝脏里，形成脂肪肝；或者堆积在血管里形成斑块。

肾脏供血不足，它担负的排毒工作就不能保质保量完成，如此，身体内的各种毒肯定就不能及时排到体外，就容易引起尿酸、尿素过高。

胰腺也是一样，吃饱了就能供应给人体充足的胰岛素，没吃饱时，糖不能被正常代谢，多余的糖就存留在血液里，血糖自然增高了。

所以，我们应该把养血作为保健养生的核心内容，该从哪些方面着手才能充分保证器官有饭吃不闹饥荒呢？

1．饮食蓄血

脾胃为后天之本，为气血生化之源，所以必须重视饮食调养。首先要注意保持脾胃的健康和旺盛的食欲，既要饮食有节，又要重视对脾胃疾病的治疗。其二，要适当多吃富含"造血原料"的食品，特别是富含优质蛋白质、必需微量元素(尤其是铁元素)、叶酸和维生素B_{12}的营养性食品。要记住，食疗的重要性是贯穿人一生的，也是要落实在每天的每一顿饭上面的。

2．神志养血

中医认为，若神志不畅，肝气郁结，则最易使血液暗耗。所以保养气血首先要有平和的心态，心情愉快、开朗乐观，这样不仅可以增强机体的免疫力，有利于身心健康，同时还能使造血功能更加旺盛，使面色红润，精力充沛。

3．睡眠调血

生活规律、起居有时、劳逸结合、娱乐有度、性生活有节，特别是保证充足的睡眠、戒烟少酒，做到这些对保证身心健康，使血脉更加调畅，延缓衰老，均有十分重要的意义。

4．运动活血

经常参加一些力所能及的体育锻炼和户外活动(每天至少保持半小时以上)，如散步、慢跑、游泳、打球、跳舞、健美操等，不但能活血，还会使体质增强，抗病能力增强，同时还会增强人的造血功能。

5．静心护血

动静结合、劳逸适度是健康的重要保证。所以，在重视运动的同时，也要重视静养。最好每天能抽时间找一个安静的环境调养精神，或独处静坐，或闭目调息，或听听音乐，或绘画，或编织等等，均可达到宁心养神，使身心皆静，尽快缓解大脑疲劳，以防劳伤思虑伤血。

⊙ 血为气母，气到血随

在气与血的关系中，气是血液生成和运行的动力，血是气的物质基础和载体。气以推动、温煦为主，血以营养、滋润为主，所以血到之处，气一定到，气到之处，血未必随。

作为人类生命健康的主力军，作为构成人体的两大类基本物质，气和血之间的关系又是什么呢？"血为气之母，气为血之帅"，这是用来形容气血关系的最常用的一句话。

中医认为，气为阳，血为阴，两者关系密切。《黄帝内经》就已指出："人之所有者，血与气耳。""人之血气精神者，所以奉生而周于性命者也。"明代《景岳全书》则说："人有阴阳，即为血气。阳主气，故气全则神旺；阴主血，故血盛则形强。人生所赖，惟斯而已。"气和血皆为水谷精微所化，气属阳，血属阴，两者不可分离。气与血的关系是气为动力，血为基础，两者是对立的统一，所以中医才有"气为血帅，血为气母"，"气行则血行，气滞则血瘀"的说法。可见，机体中绝不存在无气之血，也不存在无血之气。

李女士的丈夫最近身体不适，上下楼经常会感觉到胸闷、气短，连一小罐煤气扛起来都有点费劲，根据平时看电视积累的常识，李女士觉得丈夫是气虚的症状，于是就带他看中医，果然不出李女士的猜测，丈夫的病确实是气虚的问题。医生随即给他开了些方子，但看到药方里出现当归、阿胶之类的补血宝物，李女士心生疑惑，她一直以为这些药材只有妇女补血才用的，而且丈夫不是气虚的毛病吗，怎么也要补血呢？

医生笑了笑，说，血气不可分，血是心脏的"饭"，心脏吃不饱，自然会气喘，然而血又离不开气。所以，通常中医治病，是气血一起补的。

李女士这才明白了气血之间是怎样的关系，心想：怪不得我们总说"血气方刚"这个词儿呢，原来它们是娘俩儿啊。

下面，我们还是具体来看一下气和血这对"母子"之间是怎样一种亲密无间的关系。

1．气能生血

血液的物质基础是精，但精不会自动化为血，而是在气的推动下生化成血的。气盛，则化血功能自强而血充；气虚，则化血的功能自弱而血亏。所以，气虚常可进一步导致血虚，症见面色不华，心悸气短，头晕乏力等气血两虚的病症。在临床用药时，依据"气能生血"，常在补血药中，配以益气之品。故《医宗必读》说："血气俱要，而补气在补血之先；阴阳并需，而养阳在滋阴之上。"《温病条辨》说："善治血者，不求之有形之血，而求之无形之气。"《景岳全书》则说："有形之血难以速生，无形之气所当急固。"意思是说，在大失血情况下，更急需补气，以恢复机体之功能，气得生得固，血液才能渐生。

2．气能行血

关于气的作用，清代唐容川《血证论》直截了当地说："运血者即是气。"也就是说"气为血帅"，"气行则血行"。血液的运行，主要有赖于心气的推动，肺气的敷布，肝气的疏泄。如果气的功能障碍，气滞或气虚，常可引起血行不利，甚至导致血瘀。所以临床上在治疗血瘀症时，常在活血化瘀药中加入行气导滞之品，才能取得较好的疗效。如果因气虚而导致血瘀之症，治疗时则必须以补气为主，再配以活血化瘀的药物。

3．气能摄血

所谓摄血，是指气(具体指脾气)对血液的统摄作用。血液之所以这么听话，在脉管内循规蹈矩地运行而不会溢出脉外，是由于脾气的统摄作用。如果脾气虚弱，失去对血液的统摄作用，往往导致各种出血症(如衄血、便血、紫斑等)，中医称为"气不摄血"或"脾不统血"。治疗须用补脾益气的方法，恢复其统摄血液的功能，方能达到止血的目的。

4．血为气母

中医所说的"血为气母"有两种意思：一是指气存于血液之中而行血，即血以载气；一是指气的化生以血为物质基础。气能行血，血能载气，气存在于血液之中。如《内经》所说"营行脉中"，此"营"是指营气，营气是存在于血中的气。卫气虽运行于脉外，但亦需要津液来运载。《内经》说："上焦开发，宣五谷味，熏肤、充身、泽毛，若雾露之溉，是谓气。"《血证论》亦说："守气者即是血"，意思是说气不能离开血而存在。若气不附于血中，则将飘浮而无根。气存血中，血以载气的同时，血不断为气的功能活动提供物质基础，使其持续得到补充，所以气不能离开血和津液而存在。

但在二者对立统一的关系中，气起着主导作用，"阳予之正，阴为之主"（《素问·阴阳离合论》）。这一特性，无论在生理功能，还是病理变化中均能体现出来，所以在气血同病辨证论治医疗实践中，在采用气血双调方法时，以气为主，以治气为基本原则。

总之，气与血的关系为气能生血、气能行血、气能摄血、血为气母。明白了气血之间的这一关系，才能更好地为补足气血作准备。

⊙ 绝大多数疾病都是气血不足造成的

【气血养生经】 就像缺了汽油汽车会熄火，电量不足手机会关机，气血的量也决定着人的健康程度和生命的存亡。简要地说，血液充足，人就健康，绝大多数疾病，都是因气血不足造成的。

汽车在高速路上疾驰，电动车在马路上奔跑，我们通过手机对话，靠什么？除了硬件外，还靠一种软能量——油、电等等。人体也是一样，我们每天能活蹦乱跳，活力四射，除了有肌肉骨骼这副人形，还依靠一种活的能量——气血，通常叫血气。人的健康，主要取决于这种东西。

生活中，有一种奇怪的"病秧子现象"，有些人仿佛中了病魔的咒语，疾病总是特爱缠他们，而有些人则身体很棒，即便是在流感肆虐的日子，他们也能安然度过。同样是生病，有的人病得一塌糊涂，而有的人挺几天就过去了。

周先生就是这样一个倒霉的白领，周先生人长得帅气，风度翩翩，是单位的技术骨干，可是每年五月份，单位业务最繁忙的那段时间，身体总是掉链子，连单位领导都知晓他的身体状况。哪怕是在平时，只要办公室有人感冒，他肯定是第一个被传染者。

别人感冒一般多喝水多休息往往不用吃药就好了，而他只要一被感冒击中，就会打上几天点滴。而且，并发症一个都不会少，发烧、咳嗽、嗓子疼等疾病像商量好了似的接踵而来。周先生很是纳闷，为什么同样是大老爷们儿，差别怎么就这么大呢？

其实，并不是周先生天生倒霉，病魔专门和他找茬儿，而是气血衰的原因。气血充足，人就健康，绝大多数疾病，都是因气血不足造成的。就像缺了汽油汽车会无力或熄火，电不足手机效果不好会自动关机一样，气血的量也决定着人的健康程度和生命的存亡。

1．气正血正，百病不生

血，孕育生命。气，推动生命。一个受精卵在母体血液的滋润下，在精气的推动下，才健康发育成人体。血，是人体生命活动的源泉，血来源于水谷，化生于脏腑，为气的生化基础，也是脏腑经络功能活动的产物。气，是人体生命活动的动力，统帅血液循其正道的有力保证，气也源自于水谷精微，化生于脏腑，更是推动脏腑功能的生命原动力。血靠气的推动和固摄，而正常循行于脉络中；而气又依靠血液的载纳而不断生化。

血循行于血脉之中，周流全身，永不停留。血滋养脏腑组织，乃至每个细胞。体内每个细胞必须生存于体液环境中，体液维持着细胞的新陈代谢和生理功能。细胞的内环境相当稳定，稳态对机体起着重要的作用。稳态正常血液的不断流动，生理调节才得以保证。

2．气血紊乱是致病的根本原因

《素问·调经论》说："气血不和，百病乃变化而生。"人体的气血流行于全身各处，气血的充足、运行的协调，是脏腑经络等一切组织器官进行生理活动的物质基础。如果气血失常，必然会影响到机体的各种生理功能，导致疾病发生。

《黄帝内经》说"邪之所凑，其气必虚"，是指气的防御作用减弱，外邪才得以侵入机体而致病。气的防御作用还体现在病后脏腑组织的自我恢复。所以癌症、心血管疾病、脑血管病等大病重病，与气血变化有着密切的关系。气是抗病防病以及病后身体恢复的主体，气血互生，血以载气，所以气血紊乱是致病的最大原因。

3．百分之八十的疑难杂症和血瘀有关

疑难杂症是让人类最头疼的疾苦，疑难病症的病因复杂，病程漫长，症状怪异。关于它的原因，有人提出"久病必有瘀，怪病必有瘀"，应从瘀论治。这里的"瘀"指的就是气滞血瘀；气滞则血瘀；血寒凝滞则血瘀；血热稠

浊则血瘀；血溢出或渗出脉外则血瘀；痰浊、结石等有形实邪压迫，血行受阻则血瘀。上述多种血瘀病因总归于血失常所致。

综上所述，人体的健康公式是这样的：气血失常，脏腑功能减弱，疾病产生，反过来，在疾病过程中，由于脏腑功能的失调，又加重气血不足。如此无限往复循环下去，人体就难免伤痕累累。所以，气血邪，必先调正气血。

只是，我们该如何正气血呢？在这里，我们最急于提醒大家的就是，一定要注意气血的储存与保养。

气血作为人体的能量，作为脏器的饭，是可以预储的。先天和儿童时期，人都储存了大量的气血能量，相当于在健康银行的一大笔存款，可是等我们长大了，有些人不注意继续存储，反而肆意挥霍，愚昧透支，"傻小子睡凉炕，全凭火力壮"说的就是这个，仗着年轻少壮，拿青春赌明天，体力大量消耗、应付恶劣环境、长期睡眠不足、深度忧思或暴怒……都会大量透支气血。当时可能显现不出来，一旦人到中年，稍微上点年纪，后果就出现了，要不早衰的人怎么这么多呢？所以，我们要注意在气血银行里"存款"，在气血上"存款"，比在银行里存款重要多了，钱乃身外之物，生不带来死不带去，而气血则是生命的基本存款。

☉ 气顺血畅，美丽健康

【气血养生经】 女人要靓，男人要强，不能仅依靠健身房。世界上没有任何一种力量比气血更能有效呵护人体之美。

　　有人说，现在的女人有二怕，一怕变胖，二怕卸妆。言下之意，一个是说女人很容易发胖，第二个是说女人气色不佳，卸妆后容颜尽失。其实，怕变胖怕卸妆的又岂止女人？在现代快节奏生活方式的挤压下，男人，不也是如此吗？身材发福，气色不好是普遍现象。如若不信，你可以在每个上班的早晨或下班的傍晚，站在大街上，看行色匆匆的人群，你就会发现，健美，离现代人越来越远了。

　　那么，能不能在忙碌的同时，既保持健朗的身材，又拥有健康的肌肤，使得我们清新自然、神采飞扬呢？

　　当然能，方法就是：调理气血。因为气血是现代人健康和美丽的最有力的保护神。

　　办公室的新进职员小张，是单位出名的美女，一到单位就被惊为天人，她皮肤细腻，白里透红、身姿婀娜，举止优雅。可是一到单位就跟随领导出差，打着"飞的"从南飞到北，一圈下来，回来像变了个人似的，脸也苍白了，皮肤也不润泽了，精神也差了，走走路都很累。

　　某建筑公司的马总，近日忙着投标，一方面要负责写标书，还要负责招待，忙得不亦乐乎，吃得少，睡得晚，压力大。三十不到的年纪，却有着四十岁的苍老，和女朋友走在大街上，明显不协调了，有朋友调侃他"有拐卖少女的嫌疑"。

以上两位是现代人气血状况的典型代表，生活节奏过快，生存压力过大，工作劳累，饮食无度等等要素，在一天天地侵害我们的气血水平，使我们很难到达健美的彼岸。

要知道，血与气是人体生命活动的物质基础，血气的水平与人体的身体健康、精神状态有着非常密切的关系。气旺血充，人的精神思维活动才会正常，血气充盛，人体才会有充沛的精力、活跃的思维、矫健的身躯、良好的记忆力和敏捷的应变力，才能够光彩照人。

为什么压力、疲劳，就会让身体和容颜有这么大的变化呢？中医认为，人在疲劳的时候，脏腑处于压力之下，容易亏损、气血阴阳不足，从而引起气机失调。而人体的内在脏腑气血的不足，必然要表现在外在的皮肤、颜面之上，也就是中医常说的"有诸内，必形诸外"。气虚了，就会面色无华，精神差，疲乏无力。血虚了，就会皮肤枯燥，面色苍白或萎黄，指甲不光滑。所以人们面白无华、皮肤差很多都是气血不足的原因导致的。

所以，无论身体上的事，还是面子上的事，都和气血脱不了干系。气血一顺，生理顺，什么都跟着顺。气血不顺，常会使女人引发痛经、月经不调、带下异常、孕期胎动不安、更年期提前以及面黄、色斑、皮肤粗糙、衰老症状明显，给女人增添了许多烦恼。气血不顺的男人也很糟糕，工作效率低，精神萎靡，脾气暴躁等等问题就会找上门来。

可是人在江湖漂，谁能不挨刀？如此多的人生考验，如此多的工作和家庭重担，气血上不免出点儿小错，也就有了血虚、血瘀、血热的多种表现形式。

1．血虚

症状：皮肤干燥，颜色白或萎黄没有光泽，口唇和指甲也经常发白，没有血色；经期血量少，颜色淡；经常便秘；视力减弱、模糊、眼睛干涩。

原因：体内精血少不够用，全身脏腑经络不能一一得到充分滋养，过着饥一顿饱一顿的生活。常见的是全身血液普遍亏损，有时也可能出现血液对某一部位的营养或滋润作用减弱。

对策：补血。

（1）饮食

吃红色和黑色食物，如红枣、赤小豆、红糖、乌鸡、芝麻等，但要注意控制脂肪摄入，补血食品的营养成分都是在油脂成分少的情况下好吸收。

（2）按摩

有四个穴位经常按摩，可以调节血虚，分别是腹部肚脐下方约3寸处的关元穴，肚脐下方约1.5寸处的气海穴，外膝眼下3寸、胫骨外侧1横指处的足三里穴，下肢内踝上3寸、胫骨后缘处的三阴交穴。

（3）日常调养

中医认为劳累和思虑对血液的损耗在暗中进行，虽然无形但更加伤身，所以血虚者要避免过度劳累，尤其忌讳过度思虑。

减肥不求速成。减肥的本质是消耗大于摄入，无论用运动、吃药、节食哪种方法，体重都不可下降太快，否则血虚就会找上门来。

2．血瘀

症状：身体某处时常有针刺般的疼痛，夜间加重；面色晦暗无光，容易有黑眼圈，额头、下颚及两颊下方长青春痘；下肢血管明显，俗称"青筋暴露"；女性月经经常推迟，经期腹部疼痛剧烈，经血颜色深或带有瘀块。

原因：凡是离开经脉的血液，未能及时派上任务，消散于工作的滚滚洪流中，而停聚在身体某处；或正常血液运行受阻，堆积在某处经脉或脏腑中，造成该处拥堵，发生功能障碍，就是血瘀。

对策：活血。

（1）饮食

可多食山楂、黑木耳、黑豆、鲜藕、韭菜、酒、醋、红糖、刀豆、苔菜、茄子等，特别强调不宜吃寒凉冷冻的食物。

（2）按摩

血液最容易在头部、四肢这些远离心脏的位置堆积，可以经常做头部、面部、脚部保健按摩消散瘀血。

（3）日常调养

运动是最单纯、有效的活血方式，可以改善血液的高凝状态。每日用半小时左右活动筋骨，促进血液循环和机体代谢，可明显改善不适症状。

3．血热

症状：皮肤潮红、爱出油，容易长痤疮；爱发脾气，手心、脚心都感觉很热；经期会提前7天以上，血量多，颜色深红或紫，或经期比较长，淋漓不断；鼻子容易出血，晚上多梦。

原因：中医认为正常状态是血在温暖的气息下运行，遇到寒气就会凝滞。如果体内阳气过盛，火气很大，血液过热则血行加速，脉搏跳动变急，甚至会伤害脉络、耗损阴气。

对策：凉血。

（1）饮食

多吃莲藕。中医认为莲藕有清热凉血的作用，无论凉拌、榨汁、清炒都可以。此外雪梨、丝瓜、马蹄、鲜芦笋、螃蟹也是凉血之物。

（2）日常调养

不宜做日光浴。血热的人本来就阳气盛，如果在阳光下暴晒，吸收阳气，等于雪上加霜。

做温和运动，例如瑜伽。静态运动有利于调节体内血运，抚平情绪波动，让"万马奔腾"逐渐停止下来。

保证夜间11点至凌晨5点的睡眠。这是皮肤修复的时间，给它一个调整的机会，它才能在白天展现最好的状态。

总之，气血是生命之本，它左右健康，更是美丽之源，气血不安，我们会相应受扰。以上三种情况，请大家对号入座，平日里多给气血顺畅做些辅助性的工作，保证其旺盛，畅通其路径，就能健康并美丽着。

⊙ 人体衰老的本质在于气滞血瘀

【气血养生经】 大自然风调雨顺，万物才能生长茂盛，同理，人体是个"小自然"，小自然气调血顺，各个脏器才能健康，充满生机活力，才能放慢衰老的速度。

自古以来，长寿就是个永恒的话题，从《诗经》中"永锡难老"、"万寿无疆"、"如南山之寿"等美好祝词，到秦始皇大炼仙丹，到现在养生保健书的热销，都表达了人们对长寿的渴望和追求。生物学家的研究表明，哺乳类动物的最高寿命，为其完成生长时限的5～7倍。而人类完成生长期需要20～25年，按此推算，人类最高寿命为100～175岁。目前，还远远达不到这个要求，因此探索人类衰老之奥秘，寻求有效延缓衰老之药物，已日益受到全社会的关注。

人体衰老是一系列生理、病理过程综合作用的结果，其机制极为复杂，至今人类衰老机制之谜，仍未完全揭示。但气血和衰老的关系却一直是明朗的。

朱丹溪说："气阳血阴，人身之神，阴平阳秘，我体常春。"《血证论》说："人之一身，不外阴阳；阴阳两字即水火，水火两字即气血。"《内经》中有"人之所有者，血与气耳"、"气血未并，五脏安定"(《素问·调经论》)，"气血正平，长有天命"(《素问·至真要大论》)，"是以圣人陈阴阳，筋脉和同，骨髓坚固，气血皆从，如是则内外调和，邪不能害，耳目聪明，气立如故"(《素问·生气通天论》)等论述，说明气血的充盈、平衡、调和是人体健康与长寿的主要因素。后世医家对此也有很多论述，如张子和在《儒门事亲》中指出人体以"气血流通为贵"。《寿世保元》也提出："人生之初，具此阴阳，则亦具此血气，所以得全生命者，气与血也。血气者，乃人身之根本耳。"《景岳全书》中说得更为明白："凡为七窍之灵，为四肢之用，为筋骨之和柔，为肌肉之丰盛，以及滋脏腑、安神魂、润颜色、充营卫，津液得以通行，二阴得以调畅，凡形质所生，无非血之用也。"均说明气血对人体长寿至关重要，为应用益气化瘀延缓衰老提供了理论根据。

现在，更有专家在反复学习中医学有关文献的基础上，结合几十年的临床所见，提出了"人体衰老的本质在于气虚血瘀"的学说，他们认为，气血流通不仅是机体健康的标志，也是长寿的保证。人体生长、发育、壮盛以及衰老的过程，从中医理论角度看也即气血由弱转强、由盛转衰的过程，人的生、长、壮、老、病、死，尽管其表现形式很多，但归根到底都离不开气血的变化。

因为血液循行于脉管之中，输布全身，循环不止，两者并行以供给人体各脏腑组织之营养需要。任何一种原因包括七情、六欲、外伤，各种疾病的发生均将影响气血的正常循行，首先出现气血失衡，流通受阻，瘀血停滞。由于瘀血的产生和存在，使脏腑得不到正常滋养，然后才出现脏腑虚衰，精气神亏耗。气血阻滞，气血失调，造成气的生化作用减退。气化一旦受损，脏腑的生理功能无法正常发挥，从而加重气血失衡，形成恶性循环，最后脏器功能衰竭直至死亡。所以说，血瘀是导致衰老的因子，因子不除，何以长寿？

这样的人体衰老理论也得到了事实的广泛证明，根据有关资料的统计，现在的百岁老人，他们的气血循行状况都好于常人。

台东县延平乡红叶村胡业妹老太太，因客串电视剧演出而蹿红。

胡老太太身份证上登记为1884年出生，2006年时已有122岁，2006年时身体状况依然很好。医生的测量结果显示，胡老太太的收缩压130mmHg左右，舒张压70mmHg左右，相当正常。而且，她的气血水平非常稳定，据胡老太太的侄子说，胡老太太没有生过大病，三四年前还很健康，生活起居没问题，但是摔伤脚动手术后，就必须依靠轮椅了，如果未开刀，或许现在还能健步如飞。

不发脾气、接近大自然，是胡老太太的长寿秘诀。胡老太太的侄女邱秀英表示，姑婆没有刻意养生，年轻时她必须上山砍柴、种小米，每天爬山、下山，身体当然硬朗。还有，姑婆的兄弟姐妹中，就数她的脾气最好，不生气，加上接近大自然，或许这是她长寿的秘诀。

　　像台湾这位胡老太太，她长寿的根本原因不是脾气、锻炼什么的，这些只是手段或者途径而已，她长寿的原因在于体内的气调血顺！

　　此外，用现代科学研究来证实老年人衰老的本质在于气虚血瘀，表现在微循环的障碍和血液流变性的改变，各个主要脏器的血管形态变化，亦即气血平衡的状态受到破坏，导致血瘀征象，因而神经、内分泌、免疫、合成代谢功能以及主要脏器功能均受影响，呈现一系列病理改变，出现衰老征象。

　　综上所述，无论理论上，还是临床所见和现代科学研究，均说明老年人普遍存在气虚血瘀的情况。可以认为：人体衰老奥秘在于气血失衡，其失衡的关键在于气虚血瘀。抵抗和延缓衰老，宜从调理气血入手。

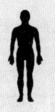

第二章

气血不调百病生

大多数疾病由气血不调引起

⊙ 便秘是气血在耍性子

【气血养生经】　便秘与肾、脾、胃、大肠、肺、气血津液、寒热虚实等均有关。

近年来，功能性便秘的发病率正逐年上升。在我国北京、天津和西安地区对60岁以上老年人的调查显示，我国60岁以上老年人的慢性便秘比重高达15%～20%。而对北京地区18～70岁成年人进行一项随机、分层、分级调查显示，慢性便秘的发病率为6.07%，女性是男性的4倍。

便秘对人体健康的危害极大，除了让人感到不适，出现腹胀痛、食欲减退、头晕、失眠、烦躁易怒等症状，还可加重痔疮、肛裂，诱发疝气，而且也是导致心血管疾病加重的诱因。所以便秘严重影响着现代人的生活质量。

便秘的病因较多且十分复杂，在治疗上具有一定的困难，极易复发。劳累、上火、饮食稍微不注意，便秘就会卷土重来。治疗便秘，该用什么方法好呢？

65岁的林女士，家住台南，四十多年来一直为便秘所扰，吃过无数种泻药，不服泻药就无法排便。

在回大陆探亲的时候，林女士的侄子知道了姑姑的苦恼，侄子是中医药大学的学生，他为姑姑作了诊断，认定姑姑的便秘是因肺气不通所引起，建议服中药调节脏腑功能。现在，林女士每日早晨可自行排便，终于摆脱了对便秘药的依赖，其欢喜之情可想而知。

为什么林女士吃了那么多年的药却一直摆脱不了便秘的困扰呢？其实

是因为她一直在治标，不治本，而不治本的原因在于并没有找到便秘的真正病因。

中医认为便秘是大便秘结不通，排便时间延长或欲大便而艰涩不畅的一种病症。在我国古代医学中，便秘有很多名称，如"大便难"、"后不利"、"脾约"、"闭"、"阴结"、"阳结"、"大便秘"、"大便燥结"、"肠结"等。

古代医家对便秘的产生原因有许多论述，认为引起便秘的原因很多，其中，便秘与肾、脾、胃、大肠、肺、气血津液、寒热虚实等均有关。历代医家认为：在水谷转化过程中，胃主受纳，腐熟水谷，其气下行，脾主运化，其气上行，小肠"受盛"经脾胃作用后的水谷进行泌别清浊；大肠传导糟粕。所以，胃的腐熟失常与气失和降，脾的运化失司及清气不升，小肠的泌别失职，大肠的传导异常，均可引起大便异常造成便秘。肾主液，肺主气，当肾虚肺燥时也可引起大便秘结。历代医书中，对此论述很多："大便秘结，肾病者也。经曰，北方黑水，入通于肾，开窍于二阴，盖以肾主五液。津液甚，则大便调和。""若饥饱失节，劳役过度，损伤胃气及食辛热味厚之物而助火邪，伏于血中，耗散真阴，津液亏少，故大便燥结。然燥结之病不一，有热燥，有风燥，有阳结，有阴结，又有年老气虚，津液不足而燥结者。"

以上论述非常重视肾阴亏虚、津液不足、胃气受损等因素。有关热与寒可致便秘的论述也很多："大便不通者，由三焦五脏不和，冷热之气不调，热气偏入肠胃，津液竭燥，故令糟粕痞结，壅塞不通也。""闷俗作秘，大便涩滞也，热耗其液，则粪坚结而大肠燥涩紧敛故也。""手足冷，大便秘，小便赤，或大便黑色，脉沉而滑……此名阳证似阴也。"而清代医家则提出了便秘与肺燥有关的观点："大便闭结，人以为大肠燥甚，谁知是肺气燥乎？肺燥则清肃之气不能下行于大肠。"更有医家提出便秘与房事、饮食、七情等均有关的论述："原其所由，皆房劳过度，饮食失节，或恣饮酒浆，过食辛热，饮食之火起于脾胃，淫欲之火起于命门，以致火盛水亏，津液不生，故传道失常，渐成结燥之证。"提出"虫积""七情气闭""痰滞不通""药石毒""脏寒""血液枯"等均可导致便秘，从而更充实了便秘的病因学说。

当然，中医也很重视便秘对人体的影响，早在汉代，医家便提出腑气不通致衰的理论："欲得长生，肠中常清，欲得不死，肠中无滓。""五味入口，即入胃，留毒不散，积聚既久，致伤冲和，诸病生焉。"说明了保护大便通畅，有助于延年益寿这个道理。

因此，一旦患了便秘，要立即找出原因，及时治疗，以免后患。一般来说，只要在日常生活中注意一下细节，便秘是可以避免或消除的。

1. 合理饮食

常食精粮细食、膨化食品、洋快餐等多种高蛋白、低糖类食物，不吃或少吃五谷杂粮等粗纤维食物，缺乏新鲜蔬菜是引起便秘的重要原因。长期卧床、不能正常进食的慢性病患者，或某些为了片面追求形体苗条而盲目节食的年轻人，可因进食过少或饮水量不足，导致食物残渣对结肠壁产生的刺激较弱等，而引起大便秘结。这种情况一定要引起各位的足够注意。

2. 养成良好的排便习惯

现代人由于工作节奏加快，有些人往往忽视便意，有的由于具体条件限制而不得不抑制排便，这都对健康不利，要养成不憋便、及时排便的好习惯。

3. 提倡健康的生活方式

由于生活和工作环境的不断改善，不少人的生活习惯因此发生改变，出门以车代步多了，缺少体力劳动，生活缺乏规律，起居无常，睡眠不足，或贪图安逸，久坐不动等，这些都可引起结肠蠕动减弱或肠功能紊乱，出现便秘。

4. 心理、精神因素

压力过大、精神抑郁或过分激动等不良心理精神状态，会引起神经调节功能紊乱，消化道功能失调而产生便秘。所以大家要防范心理负担的加大，保持轻松愉悦的心情。

此外，许多药物在治疗过程中可出现便秘的副作用，如庆大霉素、诺氟沙星等抗生素，在服用这类药物时，应注意观察大便变化，必要时可采取灌肠等方法帮助通便。若病情需要服用泻药，则必须在医生的指导下使用，不能自行滥用，更不可依赖泻药通便。

⊙ 抑郁症是气血遭遇"交通堵塞"

【气血养生经】 严格来说，抑郁症并非一种疾病，而是一种和气血、阴阳、体质等多种因素有关的症状综合征。

现在，饱受抑郁症困扰的人越来越多了，且不说每年有多少人因为抑郁而跳楼自杀，就是平时走在大街上，熟人相见，通常第一句话不再是"吃了吗？""去哪里？"取而代之的则是"郁闷"、"最近比较烦"之类的感叹。

除非到了和生命相冲突的时刻，否则，通常情况下人们不会认为抑郁是一种病，而仅仅看作是一种不好情绪的发泄或者表现而已，认为过一阵就好了。实际上，抑郁不仅是心理问题，还是病理问题，不仅是精神问题，还是气血失调问题。

怀孕、做妈妈本来是高兴的事儿，可是在张小姐家里，却变成了一桩灾难性事件。

张小姐是某外贸公司的白领，前不久，在一次体检中张小姐知道自己怀孕了，着急抱孙子的婆婆高兴之余又不免担心，因为张小姐脾气本来就很不好，再加上早孕反应，真不晓得会不会惹出什么乱子来。果真不出婆婆所料，饭菜不可口，身体不舒服，工作不顺心，这都会惹得张小姐摔摔打打。婆婆对她迁就了再迁就，矛盾却愈演愈烈。老公担心婆婆心脏受不了，于是就把丈母娘请到家中。

可是即便和亲生母亲相处，张小姐的脾气也一点不见好转。有一次竟然因为母亲看电视影响她休息和母亲动了手！丈夫一筹莫展，只好把这事告诉了在湖南老家做医生的岳父。岳父很生气，说为什么事情发展到这个地步才告诉他，这并不是简单的情绪问题，而是孕期抑郁症，和气血失调有关！

岳父赶紧飞到北京，给女儿开了方子，五服中药喝完，张小姐的脾气缓和了很多。两家人一致认为的性格、脾气问题，竟然和抑郁症以及气血有关！

中医典籍中最早关于抑郁症的记载可见于《内经》中"郁"的概念，《内经》的"郁"，首先是针对五运六气之郁，是因为运气的太过或不及，导致气机升降失调，"升降不前，气交有变，即成暴郁"。张景岳在《类经·运气类》注云："天地有五运之郁，人身有五脏之应，郁则结聚不行，乃当升不升，当降不降，当化不化，而郁病作矣。"所以《内经》之"郁"为广义之郁，其概念涉及天、地、人。而现今中医所言郁症，主要指个体情志之郁，为狭义之郁。虽然《内经》之"郁"不等同于目前习用的情志之郁，但是，因为《内经》理论体系是建立在"天地之大纪，人神之通应"的前提之上，故《内经》之"郁"与情志之郁又具有密切的联系。《内经》中涉及"悲""忧""不乐""烦冤"等的论述，除心理、情志因素所导致之外，更多的进一步归结于阴阳、五行、运气、脏腑、气血等方面的失调所导致。这正是我们现今认识抑郁症病因应该系统学习和借鉴的。

1. 阴阳失调致郁

阴阳学说是中国古代哲学与医学共同的基石，也是《内经》的核心思想，《素问·生气通天论篇》："阴平阳秘，精神乃治。"《灵枢·行针》："多阳者，多喜；多阴者，多怒。"《素问·宣明五气篇》："阳入之阴则静，阴出之阳则怒。"揭示了阴阳失衡与情志之间的关系，体现了哲学与医学的高度统一。认为阴阳平衡则精神正常、情绪平和，阴阳失衡则可发生情志异常。阳气充盛则喜而好动，阴盛阳衰则情绪低落、神疲倦扰，乃至郁郁寡欢。

2. 五脏致郁

《内经》将情志活动归属于五脏，具有"五志"与五脏的对应关系：心藏神，肺藏魄，肝藏魂，脾藏意，肾藏志；肝在志为怒，心在志为喜，脾在志为思，肺在志为忧，肾在志为恐。《素问·示从容论篇》云："肝虚、肾虚、脾虚皆令人体重烦冤。"《素问·本神篇》云："肝气虚则恐，实则怒；心气虚则悲，实则笑不休。"《素问·藏气法篇》云："肾病者虚则胸中痛，大腹、小腹痛，清厥、意不乐。"另外，《素问·宣明五气篇》云："精气并于心则喜，并于肺则悲，并于肝则忧，并于脾则畏，并于肾则恐。"

可见，《内经》认为五脏皆参与神志活动，五脏的功能失调，尤其是心、肝、肾、脾之虚，可以导致情志障碍，产生诸如"体重烦冤、悲、不乐、忧"等抑郁症表现。

3．运气致郁

五运之郁是《内经》运气学说的重要组成部分，但并非单独论述自然界变化，而是着重强调了自然转变和人体相应生理病理改变的对应关系。

《素问·气交变大论篇》："岁土太过，雨湿流行，肾水受邪。民病腹痛，清厥、意不乐、体重烦冤。""岁木太过，风气流行，脾土受邪。民病飧泄，食减体重，烦冤、肠鸣、腹支满，上应岁星。甚则忽忽善怒，眩冒巅疾。"《素问·本病论篇》："又或遇戊申戊寅，久而化郁，即白埃翳雾，清生杀气，民病胁满，悲伤。""阳明不迁正，甚则喘嗽息高，悲伤不乐。"《素问·至真要大论篇》："太阳之复，甚则入心，善忘善悲。"

这说明，五郁之发，是因为五运之气有太过不及，有胜复之变，对应引起人体脏腑、经络、气血津液的瘀滞阻塞等一系列变化，从而导致人体之郁，乃至出现抑郁症状。

4．气血逆乱致郁

《灵枢·天年》："血气已和，营卫已通，五脏已成，神气舍心，魂魄毕具，乃成为人……六十岁，心气始衰，若忧悲，血气懈惰，故好卧。"《素问·调经论篇》："血并于上，气并于下，心烦惋，善怒。""血有余则怒，不足则恐。"《灵枢·五乱》："清气在阴，浊气在阳，营气顺脉，卫气逆行，清浊相干，乱于胸中，是谓大悗。故气乱于心，则烦心密嘿，俯首静伏。"

可见，气血充盈、血气和合则神气安宁、神志畅达，如气血不足、气血逆乱则可以产生忧、悲、烦、怒等抑郁症表现。

综上所述，《内经》从五脏相关、四时阴阳、五运六气、气血逆乱等多角度阐述了可以导致抑郁症状的病因病机，并且将诸多因素有机地、系统地纳入阴阳五行理论统摄之下。《内经》将神志抑郁这一现代难题通过在气血病理指导之下的辨证论治予以各个击破，并非仅仅把抑郁症状提取出来单独对待，在某种意义上体现了中医的理论体系的独特魅力和优势。我们应该从中汲取营养，在更广阔的领域探求根治抑郁症的有效方法，给饱受抑郁困扰的现代人送去一缕最明媚的精神之光。

⊙ 睡不好是气血在作怪

【气血养生经】一觉闲眠百病消，气血不和寝难安。引起失眠的原因成千上万，无一不是通过扰乱气血来导致夜不能寐的。所以，根除失眠必须调整气血。

近年来，由于生活节奏加快，竞争压力增大，工作学习繁重，失眠的发病率不断增加。据调查，全世界有失眠经历者已经将近总人口的30%。其中失眠严重、需要服用药物才能令自己入睡的比例约占17%；尤其是在大城市这种趋势更为明显，过半人口出现睡眠障碍。

失眠，在中医古代文献里被称为"不寐""不得卧""不得眠""目不瞑"等。据专家研究，失眠主要有五大诱发因素，即精神心理因素(约占50%)、疾病因素(约占20%)、环境因素(约占5%)、药物和体质因素等。所有这些因素，都是通过扰乱气血来影响睡眠的。

中医认为，失眠病根在于"阳气盛，不入于阴，阴气虚则不眠"。因此阳盛阴衰便容易造成失眠，五脏六腑受到外邪干扰或本身气血失调，只要有阳盛阴虚的情形，都可能产生失眠。例如劳心过度，耗血伤阴；肝藏血，紧张压力造成肝气郁结。年老久病，肾阴受损，精血不足，都可能造成失眠。肾为先天的元气及生命力，心肾相交，才可正常入眠。当思虑情绪过度亢奋，造成心火上炎，或本身身体过度衰弱，肾气肾水相对不足，都会影响睡眠质量。

小黄今年27岁，却已经有好几年的失眠病史了。自从大学二年级初恋失败后，她就告别了香甜的梦乡，而是夜夜抓狂。后来因为就业、工作、生活的压力，失眠的程度有增无减。现在，她未老先衰，皱纹和雀斑早早地爬上了脸庞，头发脱落得厉害，肤色暗淡。

为此小黄没少看医生。西医说她是内分泌失调，做B超，做妇科检查，医生说没啥问题，开了避孕药给她，说这个可以调理内分泌。吃了后月经是比较正常了，但接踵而来的是乳房胀痛、脸上长斑。于是她又去看中医，可能是医生没找准她的病根，吃的药也没很好的效果，索性不吃了。

一次偶然的机会，小黄在一本保健书上看到了一个叫"红桂羹"的女性养颜中药方，说是该方吃了能调理女性气血，让女性面若桃花。小黄试着去做，红枣七八颗去核，桂圆肉5～7粒，生姜两三片，红糖适量，放在一起掺一大碗水煮十来分钟，稍冷后倒在搅拌器中打成糊状，坚持每天晚上喝一碗。

几个星期过后，她不仅"脸色大变"，白里透红，失眠问题也解决了，睡得很快、很踏实，睡醒后觉得神清气爽，那种睡足了觉起床的快感让小黄激动万分。要知道，这种感觉她已经很多年没有体味过了。

我们知道，小黄姑娘本来是怀着补血美容的目的来尝试"红桂羹"的，为什么会有意外的收获呢？

这是因为，按照中医理论，小黄是典型的营气不足型失眠，这类人常常睡眠不安，通宵似睡非睡，常有噩梦，白天精神不振，健忘，注意力不集中，可伴心慌等症。在治疗上，主要以益精养血安神为主，而"红桂羹"中的大枣补血、桂圆补气、红糖、生姜生热以调营，完全符合小黄的病理需求。坚持服用，气血补足了，阴阳平衡，睡眠自然好。

在失眠的类型上，除了小黄姑娘所患的营气不足型以外，还有以下几种类型，治疗上要根据不同的症状采取不同的气血调理措施。

（1）肝郁气滞型。此类症状表现为入睡困难，夜晚卧床，辗转难眠，日间精神抑郁，胸胁胀痛，痛无定处，脘闷腹胀，嗳气频作等症。在治疗上主要是疏肝解郁安神，还要注意调养精神，消除顾虑以及紧张情绪。

（2）营血蕴热型。临床表现为早醒，醒后再迷迷糊糊至天亮，常伴有咽干少津，五心烦热，盗汗，面颊有痤疮，或有手足震颤等症。治疗原则是清营凉血宁神。可以按摩内关、神门、四神聪、后溪等穴位。

（3）脾胃失和型。 夜间睡不安稳，时睡时醒，多梦，同时感到口腻、口淡，有厌食、胃脘不适、大便不成形等症。治疗原则主要是和胃健脾安神。

（4）心肝火旺型。 这类人常彻夜不眠，兼见头胀、目赤、口干苦、心烦易急躁、大便干结、小便红赤等症。治疗原则主要是清热去火安神。

总之，治疗失眠病症要注重辨证论治，可用中药、针灸，以及食疗等多种方式调理，把气血水平控制在健康的范围之内。专家建议，年老体虚不易入眠的患者，可以用暖暖包等热敷肚脐附近的穴位，如气海穴、关元穴等；天冷时保持足心温暖，可热敷足底的涌泉穴。也可在睡前一小时以热水泡脚数分钟，帮助入眠。

针对失眠、工作压力大的上班族，特别对于常使用计算机，有眼睛干涩、头晕脑胀情形的人，可用玫瑰花4.5克，酸枣仁、枸杞子各6克，夏枯草、甘草各3克，菊花1.5克，以水煮代茶饮用。而对于情绪不稳定，并感倦怠无力者，可用玫瑰花3克，炙甘草、黄芪、酸枣仁各6克，红枣6粒、浮小麦12克，以水煮代茶饮用。

⊙ 痔疮其实是一种"血证"

【气血养生经】 气血运行于全身，无处不到，肛门、直肠部亦是依赖于气血的不断运动从而得到精微物质。一旦气血下坠，结聚肛门，宿滞不散，则冲突为痔。

自从人类直立行走以来，痔病就似乎和我们形影不离。早在夏商时代就有关于痔的记载。特别是在生活紧张的今天，痔病的发病率更惊人。据我国普查的资料，将近60%的成人患有肛肠疾病，其中88%为痔，颇近似民间十人九痔的说法。

痔疮的主要表现有：初起疼痛剧烈，行走不便，坐立不安，肛门瘙痒，便血，下坠或异物感等，给人们的工作和生活带来极大的不便。据说，伟大的拿破仑就是败在痔疮的手下。

拿破仑不仅博览群书，学识渊博，而且拥有强健的体魄、丰富的想象力、不屈不挠的精神、超凡的智慧以及卓越的领导才能。

可是，在滑铁卢战场上，这一切都灰飞烟灭。一个显见的事实是，无论是兵力、士气还是武器装备，拿破仑所统帅的法兰西军队都远远超过了英普联军，拿破仑自己也认为："胜利是属于我的。"可是，他却败得一塌糊涂。这是为什么呢？

面对不可思议的滑铁卢之战，从历史学家到军事学家，都在不断地寻找着各种内在缘由，解析着各种失败的所谓真相。然而，除了专家们引述的各种理由之外，拿破仑在滑铁卢一战的失败，还有一个重要原因没被提起，那就是他的痔疮发作。

据可靠史料记载，由于连年征战，拿破仑可谓身心疲惫，并且患上了日益严重的痔疮和膀胱炎。滑铁卢之战的前一天，正逢暴雨如注，年近五十的拿破仑面临决战，不得不连续骑马奔波于泥泞之中，终于导致痔疮复发以致肛裂。所以，第二天决战之时，这位伟大的战略家再也无法看战况和部队，更无法亲自带领士兵冲锋陷阵。痔疮，就这样无情而又牢牢地控制了拿破仑，使他力不从心，也使法军失去了一个个反攻的大好时机，从而彻底埋葬了拿破仑天才般的军事指挥才能。

那么，痔疮又是怎样形成的呢？

痔疮的形成与气血相关。气血是人体生命的源泉，它运行于全身，无处不到，肛门、直肠部亦是依赖于气血的不断运动从而得到精微物质。痔疮的发病原因主要是脏腑本虚、气血下坠。《丹溪心法》指出："痔者皆因脏腑本虚，以致气血下坠，结聚肛门，宿滞不散，而冲突为痔。"

痔病病因早在《内经》就有"因而饱食，筋脉横解，肠澼为痔"之说，筋和脉分属于不同的脏腑，功能各异，痔核病变的实质为筋脉的病变，是整体的局部表现。《外科正宗》说："浊所瘀血流注肛门，俱能发痔。"上述这些记载都说明了痔疮的发生是气血运行不畅，结聚淤积于肛门所致。即使站在西医学的立场上，痔疮的成因中也可见气血的影子。西医学认为痔核是直肠下端和肛缘的静脉丛内血管曲张扩大形成的柔软肿块，肛门直肠位于人体躯干之下，直肠静脉无瓣膜，静脉向上回流比较困难，痔静脉向上在不同的高度穿过直肠肌层，因受粪便的压迫和腹压的影响，使血液淤积静脉扩张而产生痔核。现代血液学认为瘀血是物质性的，由于形成痔病血瘀的途径和病因不同，其类型可分为有形之瘀和无形之瘀。这些无不与中医气血有关。共同之处，皆认为痔核是血液淤滞、循环障碍所致。由于血液淤阻，肛门直肠部位常得不到血液营养，则必然产生血虚，反之血虚运行无力又可导致血瘀，和虚互为因果。由于血虚不能固脱，气虚下陷致内痔脱出嵌顿而肿胀疼痛。

既然如此，活血化瘀才是治疗痔疮的根本出路。但瘀血的症候往往不是单独存在的，而是风热燥湿四者兼受，导致瘀血浊气积于肛肠。《卫生宝鉴》说："大肠成块者，湿也。作大痛者，风也。大便燥结者，至病兼受火邪者。

当去此四者。"风热燥湿是导致瘀血浊气积于大肠的根源。所以在药味的选择上审症求因，针对病因组成活血化瘀方剂进行综合治疗。

痔疮患者由于局部皮肤、黏膜、血管已发生病理性改变，如不注意防护，还容易并发肛裂等。因此，痔疮患者在保健过程中应注意做到"五要"：

一要饮食合理。凡辛辣刺激性食物痔疮患者应少吃或尽量不吃。多吃些蔬菜水果，多喝开水或喝有通便作用的饮料，便干难解者可以番泻叶泡水代茶饮。痔疮术后，患者饮食宜清淡，少吃油腻过重或熏煎食品，不吸烟，不喝酒，不管是黄酒、白酒，还是啤酒，都属禁忌之列。饮食最好定时定量，不能暴饮暴食、饥饱不均，以防肠胃功能紊乱。

二要养成良好的大便习惯，保持大便通畅，防止便秘或泄泻。大便时间不宜过长，便时看书读报的不良习惯要改变。便后用温盐水清洗肛门，改善局部血液循环，此外为防痔疮，提倡坐便，因蹲的排便姿势容易诱发痔疮以致脱肛。

三要适当运动，注意改变体位。除做操、打拳之类全身性的体育锻炼外，还需加强局部的功能锻炼，如肛门收缩运动，又称"提肛"，即自我调整括约肌，收缩、放松肛门，一收一放，每次50下，约3分钟，每日一至两次，随时随地都可做。长期从事久坐、久站、久蹲工作的人，要适当改变体位，定时活动下肢和臀部肌肉，力求劳逸适度，动静适宜。

四要注意肛门卫生。肛门不洁，容易引起局部发炎、水肿，导致病情加重，增加患者痛苦。患者应注意：便后不要用不清洁或过于粗糙的手纸揩拭肛门；注意勤洗下身，勤换内裤；应穿棉织品内裤，以利透气及吸收局部分泌物；坐浴及熏洗肛门是有效的防治方法，既清洁肛门，又改善局部血液循环，痔疮患者应经常以热水熏洗、坐浴肛门。

五要及时治疗原发病。患有高血压、动脉硬化、肝硬化、心脏病、腹腔肿瘤等容易诱发痔疮的患者，要及时治疗原发病，避免病上加病。

⊙ 高血脂是因为血海在"结冰"

【气血养生经】 所谓的高血脂，其实仅仅是血脂变成能量的过程出了点问题，导致的结果就是脂在继续储备，但能量未见得能充分发挥出来，给气血运输"添堵"，从而导致疾病丛生。只有提高脂的应用效率，才能有效解决问题。而解决问题的关键也就在于如何疏布正气。

现代人对血脂普遍有一种畏惧心理，谈血脂色变，认为血脂是个坏东西，其实血脂是人体中一种重要的物质，有许多非常重要的功能，只是不能超过一定的量。如果血脂过多，容易造成"血稠"，就如四处飘动的雪花慢慢堆积，使血管壁的内径变小，造成淤堵，逐渐形成小斑块（就是我们常说的"动脉粥样硬化"）。这些"斑块"增多、增大，逐渐堵塞血管，使血流变慢，严重时血流被中断。这种情况如果发生在心脏，就引起冠心病；发生在脑，就会出现脑卒中；如果堵塞眼底血管，将导致视力下降、失明；如果发生在肾脏，就会引起肾动脉硬化、肾功能衰竭；发生在下肢，会出现肢体坏死、溃烂等。此外，高血脂可引发高血压、诱发胆结石、胰腺炎，加重肝炎，导致男性性功能障碍、老年痴呆等疾病。最新研究发现，高血脂可能与癌症的发病有关。

那么临床上应该从何入手治疗高脂血症呢？通常人们会认为，血脂高说明摄入的脂肪高于人体需要，只要控制饮食，少吃甚至不吃脂肪就可以了，可是事实真的如此吗？

李先生今年46岁，是高血脂患者，药吃了不少，饮食也是相当苛刻，油基本不吃，猪肉肥腻之物闻都不闻，烟酒全戒，还坚持锻炼，可事到如今，体重减了，人也瘦了，然而血脂始终就是降不下来。

李先生困惑极了，为什么自己的高血脂如此顽固呢？难道真的无药可救了吗？

这位先生之所以降脂失败，是因为他没有真正找到血脂高的原因，所以必败无疑。高血脂的形成虽然与食物有一定的关系，但决定因素并不是这些食物，而是由肝脏这个人体化工厂对脂肪的处理能力决定的。

现实生活中，不知道大家有没有注意这样一种现象，有些人平时吃高脂肪的食物比较多，血脂却是正常的；而有些人，特别是老人，平时已很少吃荤了，以素食为主，可血脂仍然偏高。另外，即使一家人吃同样的饭，有的人血脂高，有的人却血脂正常。这都说明饮食并不是高血脂形成的主要原因，血脂高和肝脏、气血有关。

当一个人在年轻的时候，由于血液供应充足，肝脏的重量和体积在一生中是最重、最大的，这个时期肝脏的工作状态也最好，工作能力也很强。因此，这时即使高脂肪的食物吃得多一些，肝脏也能将吃进去的食物全部变成能量去营养各个脏器。各个脏器的功能运转正常，人身体就健康。

随着年龄的增长，机体开始退化，给肝脏的供血每年都以1%左右的速度递减，肝脏的重量和体积随着供血的不断减少在变轻、变小，伴随着肝脏的这种缩小，肝脏所有的功能自然都减弱了。原来可以消化一斤肉都没事，现在消化六两就吃不消了，原来可以喝一斤酒，现在喝七两就醉了。代谢能力差了，血脂会高。肝脏供血减少，分泌胆汁的能力就减弱了，对食物及脂肪的消化能力下降，脂肪不能完全代谢，堆在肝脏里形成脂肪肝，堆在血管里又加重了血管的淤堵，就形成了这样那样的"富贵病"。

当然，除了年龄原因，血脂升高还与生活方式有关，比如：

1. 神志刺激

思虑伤脾，脾失健运，或郁怒伤肝，肝失条达，气机不畅，膏脂运化输布失常，血脂升高。

2．喜静少动

喜静少动或生性喜静，贪睡少动；或因职业工作所限，终日伏案，多坐少走，人体气机失于疏畅，气郁则津液输布不利。膏脂转化利用不及，以致生多用少，沉积体内，浸淫血中，故血脂升高。

3．体质禀赋

父母肥胖，自幼多脂，成年以后，形体更加丰腴，而阳气常多不足，津液膏脂输化迟缓，血中瘀质过多。或素体阴虚阳亢，脂化为瘀，溶入血中，血脂升高。

目前治疗高血脂的方法，多数是设法将血管中的血脂排掉，就像用各种方法去扫雪。但在扫雪、排雪的过程中，用的都是泄的方法，久而久之不但伤了身体的正气，还造成血液亏损，而且很多降脂药物属性寒凉，反过来又加重了身体内的寒湿，给气血运行"添堵"，造成了恶性循环。这就是为什么目前血脂异常的人越来越多，却没有特效药的根本原因。

正确的治疗理念不是通过"硬暴力"将雪硬扫掉、排掉，而是通过"软化力"给血管升温，让冰雪自动融化，让气血畅通，融化后的雪水去滋养大地，不但疏通了交通，还能变废为宝。

当然，融化的方法有很多种，可以用疏通经络的方法给身体升温，也可以通过吃温热的食物给身体驱寒，再配合补血、补肾的食物使大地回春。一旦人体的温度升高后，血管内堆积的杂质开始融化，不仅融化了血脂，还融化了血糖、尿酸等。因此经过这样的综合调理后，患者血液的各种不正常指标全线下降，血管的淤堵明显减轻，血管的管腔变大，血管壁变薄，血液循环明显增快，各脏器的功能全面恢复。

⊙ 高血压全是气血不足惹的祸

【气血养生经】 人体之气的升降出入是生命运动的基本形式。阴阳失调，阴虚阳亢都会引起血压升高。

高血压——人类无声杀手，是危害人类健康及生命的现代流行病之一。流行病学调查表明：我国高血压患病率呈不断上升趋势，估计目前全国有高血压患者8000余万人，总数较10年前增加25%；另外，每年新增加高血压患者数百万。

以前，医学工作者们一直认为高血压是神经高度紧张和摄取盐分过多引起的。然而近年来对高血压的病因又有新的发现，中医研究认为它和气血功能逆乱有关。

胡老爷子今年73岁，血压一直比较正常，可是最近家族里几位年长者的相继辞世，让他以为自己大去之日不远，天天活在恐慌中。从参加葬礼回来，他就感冒且久久不能痊愈。

子女们带他去医院检查，结果发现原本正常的血压一下子高到200mmHg/120mmHg，子女们吓坏了，这么多年来，父亲血压一直很正常，怎么这个时候突然飙升了呢？

胡老爷子血压短时间内飙升，情绪变化激烈，以致引起肝气上逆，血随气升，从而发生高血压病。

高血压是西医学病名，中医古代文献中没有此病名。但《内经》早有"诸风掉眩，皆属于肝"的理论，其发病机制与肝的关系甚为密切。肝藏血，体阴用阳(肝体为阴、功用为阳)，主疏泄，主升，主动，性喜条达，恶抑郁；能疏发全身气机，调畅气血。依据中医学"升降出入"的理论，"出入废则神机化灭，升降息则气立孤危"。上升和下降的对立统一，是体内气机运动的形成；出和入的平衡，是机体物质代谢的前提，所以升降出入也是生命运动的基本形式。

高血压病的发病原因，可概括为先天禀赋异常，七情失控，内伤虚损，忧思劳倦等，从而引起肝肾阴阳失衡，气血功能逆乱。

1．先天禀赋异常

高血压与体质因素有关，这主要表现在先天禀赋、形体性质和发病年龄三个方面。很大一部分高血压患者，其发病与患者的先天禀赋有关。

高血压患者的体质来源于父母先天之精的影响，具有家族高血压发病史，其体质多属于中医肝肾阴虚、肝阳亢盛的类型。有人调查分析，88名血压正常的人中有50人没有高血压家族史，而63名高血压病患者中仅有1人无家族史。

从人的形体类型来说，高血压患者常见于两种形体的人。一种是形体消瘦、急躁易怒，多见面色红赤，属中医肝肾阴虚、肝阳上亢的体质，阴虚阳亢，所以患高血压的多。另一种是形体丰腴肥胖的人，这种人脾气虚而多痰湿，风痰相煽，因而血压升高。

高血压发病与年龄有一定的关系。高血压发病的年龄高峰为40～49岁。中医认为人体的生长发育过程和先天之精有密切的关系，40岁以后人体肾气渐衰，肾精渐亏，肝肾不足，肝阳容易亢盛，所以容易患高血压。

2．七情失控

神志因素是高血压发病中占第二位的因素。中医历来重视神志和发病的关系，人的神志变化过于激烈，超过人体脏腑的调节能力时就会发病。如人在盛怒之下，肝气上逆，血随气升，就会发生高血压病。又如大喜、过度悲伤、极度忧愁、受到惊恐等等，也会引起人体内脏腑功能失调，心肝胆等脏腑功能受扰最甚。肝脏受扰、肝气郁结、肝气上逆、肝火上炎、肝阳上亢等情况时会发生高血压病。

3．生活失调

人的生活规律的改变或失于调理，同样可以引起内在脏腑气血阴阳的变化，也会导致发生高血压病。劳逸失度会引发高血压病。过度劳作损伤人体正气，尤其是脾肝肾之气血阴阳失调，容易出现脾虚生痰湿，风痰上扰，肝肾不足，肝阳上亢，引发高血压病。中医还认为中年以后，肾精渐亏，应当节制房事，保养精液。如房事无度，耗损肾精，阴亏阳亢，也会发生高血压病。生活过度安逸，缺乏运动，气血滞涩不畅，脾气不运，也会发生高血压病。饮食失节在高血压发病诸因素中占有重要位置。过食肥甘厚味，伤脾碍胃，生湿酿痰，痰湿阻滞，风痰上扰，会发生高血压。酗酒之人，助湿留热，肝阳易涨，容易发生高血压。过食辛辣等物，伤阴化火，阴精损伤，火热上冲，从而引发高血压。尤其是嗜食咸味者，血脉凝涩，肾气损伤，则血压上升。

高血压发病与体质、情绪、生活失调有密切关系，因此预防高血压也应该紧紧地抓住这几个环节，积极预防。

患了高血压的患者，除了请医生进行药物治疗以外，还应该进行积极的自我调治。

1．怡情养性

首先可以安排一些有益于身心健康，消除紧张因素，保持血压稳定的活动。如种花草、养鸟养鱼、听音乐、学书法、绘画、钓鱼等，均可陶冶情操，宁心怡神。

2．自我按摩

按摩头部，用两手食指或中指擦抹前额，再用手掌按擦头部两侧太阳穴部位，然后将手指分开，由前额向枕后反复梳理头发，每次5～10分钟。按摩头部可以清头目，平肝阳，使头脑清新，胀痛眩晕消减，头部轻松舒适，血压随之下降。此外还有擦腰背、点血压点等法。如擦腰背是用两手握拳，用力上下按摩腰背部位，每次3～5分钟，具有补肾强腰、疏通经脉、降低血压的作用。血压点在第六颈椎两侧5厘米处，点穴按压可以通经活络，降低血压。

3．揉肚腹

患者仰卧，用两手重叠加压，按顺时针方向按揉腹部，每次3～5分钟。揉肚腹可以疏通腹气，健脾和胃，调节升降，有降压的作用。

此外，还可以进行按摩涌泉穴，揉搓脚趾，日光浴、森林浴、泉水浴等自我保健活动。各项自我保健均应坚持长期进行，才会有明显效果，尤其对治疗后巩固疗效，功不可没。

⊙ 气血失调是妇科疾病的病机

【气血养生经】 脏腑作为气血生化之源，主导与维系妇女的全部生理活动，若脏腑功能失常，则妇科诸疾不请自来。

所谓病机，是指疾病发生、发展与变化的机理，掌握病机要领，对治疗病患具有重要意义。妇科疾病的病机，是由于各种因素导致脏腑功能失常，气血失调，间接或直接地影响到冲任、胞宫、胞脉、胞络出现病变，从而发生妇科经、带、胎、产、杂病诸疾。

刚离婚不久的阳阳，看上去气色好得很，脸上充满了少女般的光泽，皮肤白里透红。她说："现在的气色好得很，一年前要可怕得多。"对于那段失败的婚姻，和很多不幸的女人一样，她也痛彻心扉。

"我和所有痛苦的离婚女人一样，度过了一段生不如死的日子，气若游丝，头发大把脱落，顽固性失眠，月经紊乱、闭经、乳腺增生、贫血、白带增多……爱情跑了，婚姻没了，可是几乎所有的妇科疾病都找上门来了。我没有主动去寻死，但那种滋味却比死了更恐怖。"

后来阳阳又是怎样起死回生的呢？

阳阳说，是自己的名字给了她康复的灵感。或许是内伤过重，阳阳虽然吃了很多药，病情依然不见起色，身体还是回不到从前。阳阳很是着急，可是医生爱莫能助地告诉她说："心病还需心来医，解铃还需系铃人。什么时候你的心态恢复如初了，疾病便不治自消。"

阳阳琢磨着医生的话，突然想起了自己的名字，她就告诉自己说：一定要对得起父母给自己取的这个名字，要活得像个阳光女孩。

从此后，阳阳开始对自己实施积极的心理暗示，微笑着面对生活。结果她真的成功了，活得灿烂了，人也健康了。

为什么心情不好，会导致妇科疾病缠身呢？根据中医理论，脏腑为气血生化之源，主导与维系妇女的生理活动，若脏腑功能失常，则可产生妇科诸疾。情绪不好，肝、肾、脾会首当其冲地受到影响，所以会导致疾病的发生。而妇科疾病的发生，主要以肝、肾、脾的功能失常为主。

1. 肾与妇科疾病的关系

肾主藏精，主宰人体的生长发育与生殖。从肾的生理上认识，可以知道肾虚是妇科疾病的病本所在。由于病变的程度属性的不同，临床上肾的病机常见的有肾气虚(肾气不足、肾气不固)、肾阴虚(肾精亏虚)、肾阳虚、肾阴阳俱虚等。

(1) 肾气虚

肾气乃肾精所化之气，概指肾的功能活动。肾气的盛衰直接与天癸的至与竭有密切的关系。胞络系于肾，冲任之本在肾，肾气不足则冲任不固。可导致月经病、带下病、妊娠病、产后病和杂病等一系列的妇科疾病，如月经失调、崩漏、闭经、带下病、胎漏、胎动不安、不孕症等。

(2) 肾阴虚

肾阴亏损，精血不足，以致冲任失养，临床上可出现月经后期、量少、闭经、绝经前后诸症、不孕症等。如阴虚而生内热，虚火内扰，迫血妄行可出现崩漏、经行吐衄等症。

(3) 肾阳虚

肾阳虚弱，封藏失职，冲任不固，可出现崩漏、月经过多、经行泄泻、带下病、妊娠水肿、胎漏、胎动不安等症。肾阳虚衰，命门火衰，胞宫失于温煦，可出现性欲减弱、宫寒不孕等症。由于阴虚可以及阳、阳虚可以及阴，若病程日久，往往可出现肾阴阳俱虚。

2. 肝与妇科疾病的关系

肝主疏泄、藏血，其性喜通达而恶抑郁。如素体抑郁，或神志失调，或阴血数脱，均可使肝的疏泄与藏血功能失常而导致妇科疾病。临床上肝的病机常见的有肝郁气滞、肝郁化火、肝经湿热、肝阴不足等。

（1）肝郁气滞

素多忧郁，肝气郁结，疏泄失常，血海蓄溢失度，冲任失调，常可导致月经先后无定期、经行乳胀、痛经、闭经、产后缺乳、不孕症等。

（2）肝经郁火

神志失调，郁久而化热化火，火热扰冲任，迫血妄行，可致月经先期、月经过多、经期延长、崩漏等。肝火上炎，可致经行头痛、经行吐衄。

（3）肝经湿热

肝郁乘脾，脾虚失于运化，湿由内生，肝郁化热，肝热挟脾湿下注冲任，则为肝经湿热，损伤任督二脉，常出现带下病、阴痒、子淋等。

（4）肝阴不足

肝藏血，血属阴，如素体血虚，或数伤于血，或肝郁日久，肝血暗耗，或肾阴亏损，水不涵木，均可使肝血不足，阴虚阳亢，而致经行眩晕、绝经前后诸症、妊娠眩晕、先兆子痫等症。如进一步发展至热极生风，肝风内动，则可致子痫、产后痉症等。

3．脾与妇科疾病的关系

脾为后天之本，主运化水谷精微，乃气血生化之源；又运送水湿，为水液代谢之枢纽；脾主中气，有统血摄血之功能；脾气主升。如素体脾虚，或饮食不节，或劳倦、思虑过度，均可损伤脾气，导致脾气虚弱，而出现脾虚失运、脾虚失摄、脾虚气陷、脾虚湿困等病机。

（1）脾虚失运

一方面不能正常运化水谷之精微，以致气血生化乏源，血虚气少，血海不盈，可出现月经后期、月经过少、闭经、产后缺乳等症。另一方面脾虚气弱，不能正常运化水湿，使水湿停滞，泛滥于机体，而出现经行泄泻、经行浮肿、带下病等症。

（2）脾虚失摄

脾气虚弱，统摄无权，冲任不固，可出现月经过多、月经先期、经期延长、崩漏等症。

(3) 脾虚气陷

脾虚中气下陷，升举无力，可致妊娠小便不通、阴挺下脱等症。

(4) 脾虚湿困

脾虚运化无力，水湿内停，或外感湿浊之邪，或过食膏粱厚味，均可使脾为湿困。如水湿壅阻，炼液成痰，痰湿阻滞冲任、胞宫，可出现月经过少、闭经、不孕症等。如痰湿阻滞中焦，影响脾胃的气机升降，可致妊娠恶阻。如痰与瘀互结，积聚胞中，可致癥瘕。

脏腑功能失常，病变可单独发生在某脏，但由于脏腑之间的生克制化关系，且临床上的疾病错综复杂，故常表现为多个脏腑合病。所以临床上治疗妇科疾病通常多个脏腑一起调治，不会只局限于一点，这就是中医的高明之处。

⊙ 气血是最好的口腔医生

【气血养生经】 若人体气血虚衰，卫外能力薄弱，故易被外邪侵犯而致机体气血运行失常，致使气血淤滞，郁而化热，亦可引发诸多口腔疾病。

口臭、口腔溃疡、龋齿、牙龈出血等口腔疾病发病率高，治愈难，反复发作，病症明显，是一种顽症，严重影响了现代人的健康和生活质量。

专家们认为，引起口臭的原因很多，一般分为两类：一类是外源性的(食物、药物引起)，通常都是暂时性的；另外一类是内源性的。

外源性一两天即自行消失的口腔异常不属于口腔疾病，医学所称的口腔疾病，主要是指内源性的，通常此类病症持续时间超过一定的时限，以口臭为例，口臭持续时间超过20日，即可确定为口臭病。

关于口腔疾病的病因，很多人把口腔疾病归结为饮食不节，或者过多食用辛辣食品，很少有人把它和气血失常联系在一起。殊不知，很多口腔疾病都和气血有关。

小菲本来就对辣食"情有独钟"，前几天朋友到四川旅游，给她带回来了各种各样的辣食。没有想到，小菲白天吃得太多，夜里牙就"抗议"，疼得十分厉害，并且一阵一阵的。

由于是深夜，小菲采取了最便捷的自救手段——吃止疼片。疼暂时是消失了，可是第二天早上起来头昏昏沉沉不说，牙痛又卷土重来，小菲立即跑到小区的针灸诊所，诊所里的专家听了小菲的自述，在她的耳门穴下针，牙痛的症状立即缓解。

小菲简直不敢相信所发生的一切，她吃惊地说："医生，你简直太神了！"

负责扎针的医生笑了笑，告诉她：牙痛是症，而不是病，真正的病在气血。中医讲，大肠经脉入下齿，胃经脉入上齿，如果食用过多的辛辣食物，会刺激胃和大肠，造成牙痛。而通过针刺可以起到泻热血、疏通气血的作用。在人的耳朵上，分布着全身脏器的穴位。其中在面部离耳门很近的地方有一个"面部牙痛点"，针刺这个穴位可起到降内热、泄胃火的作用。另外，针刺这个"牙痛点"对于龋齿、神经性牙痛也有很好的效果。

这下小菲明白了，原来神奇的不是医生，而是经络啊！

根据中医理论，人体气血的盛衰，关系着疾病的发生和发展。所以气血盛，则人体抵抗外邪能力较强，外邪不易侵犯，故可不发病，若人体气血虚衰，卫外能力薄弱，故易被外邪侵犯而致机体气血运行失常，致使气血淤滞，郁而化热，亦可引发口腔疾病。下面我们以最常见的口腔疾病一一分析。

1．口臭

传统中医学认为，体质强壮、神清气爽、口舌生香是人体正常脏腑功能活动的外在表现。反之则可能是病态的现象。口臭的产生源于人体的各种急慢性疾病，如清代《杂病源流犀烛》中说："虚火郁热，蕴于胸胃之间则口臭，或劳心味厚之人亦口臭，或肺为火灼口臭。"由中医所论述，即胸腹不畅，浊气上逆，胃阴耗伤，虚热内生，胃阴受损，津液不足，虚火上蒸；肺阴受损则气逆上冲；精气血受损则虚火郁热内结，阴虚津亏，胃肠肝胆虚火郁热上蒸，肝火犯胃，火气上炎，脾虚气滞，寒热互结，升降失司而致口臭。

2．口腔溃疡

口腔溃疡是指口腔黏膜发生炎性水肿、溃烂、有烧灼痛，可单发或多发在口腔黏膜的任何部位。有剧烈的自发痛，病程有自限性，一般10天左右可自愈。中医学将此通称为"口疮"，常反复发作、久久不愈。中医研究认为，本病与外感虫毒内损心、脾、肾有关，造成阴虚火旺，湿热不化，血脉淤阻而引发本病。

3．牙龈出血

大多数人都曾有过牙龈出血的经历，可很少有人会在此时"如临大敌"，出血时往往只用清水漱漱口。殊不知，这是大错特错了。健康的牙龈，刷牙时并不容易出血，如果经常刷牙出血，肯定就是牙龈出问题了。《黄帝内经》讲手阳明大肠经入下齿中，足阳明胃经入上齿中。肾主骨。牙齿、牙龈的病变一般都归之于胃、肾、大肠。一般来讲，如果牙龈没有肿痛而出血的，是因为肾阴虚而虚火上炎；牙龈肿痛而出血的，是因为胃中实火上冲。肾阴虚造成的，治法为滋肾水，胃火造成的，治法为清胃热。

口腔疾病虽然疗法众多，但基本上都属于对症治疗，目的是减轻疼痛，对其复发却不能完全控制。对口腔疾病来说，预防尤为重要，在生活中应注意以下几个方面：

（1）注意口腔卫生，避免损伤口腔黏膜。

（2）保证充足的睡眠时间，避免过度疲劳等。

（3）保持心情舒畅、乐观开朗，避免因烦躁而上火。

（4）注意生活起居规律、营养均衡，戒除烟酒，坚持体育锻炼，饮食清淡，多吃蔬菜水果，保持大便通畅，防止便秘。

最后，女性在经期前后要注意休息，保持心情愉快，避免过度疲劳，饮食要清淡，多吃水果，新鲜蔬菜，多喝水等，以减少口腔疾病的发生。

需要提醒的是，对口腔疾病不能轻视。因为口腔内经久不愈的溃疡等疾病，由于经常受到咀嚼、说话的刺激，日久会有一定的癌变发生概率。经常患口腔疾病的患者，就更要注意。如有可疑，应及时到医院检查，必要时进行病理活检，以明确诊断，及时接受相应的治疗。切不可等闲视之，以免错失治疗良机。

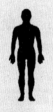

第三章

察言观色辨气血

气血好不好，一看就知道

⊙ 观察神情：气血足精气神就好

【气血养生经】 一个人无精打采，肯定是气血不足引起的。注意补气血，坚持练习瑜伽，状态肯定大有改善。

假如把人体比喻成一棵大树，那么气血便是阳光雨露，身体器官气血不足，犹如树木得不到阳光雨露的滋润，便会枯萎，叶儿蔫了，树干弯了，一副无精打采的样子。相反，如果人体内气血充足，风调雨顺，身体能量充足，那么精气神就会好，整个人看上去神采奕奕，和颜悦色，从行动上来说，人就活蹦乱跳，干什么都有劲。

同一个人，气血充足和气血失调的情况下通常会判若两人。

在练习瑜伽之前，葛女士自嘲自己是失去水分的"豆芽菜"，为什么这么说呢？君不见，豆芽菜是黄黄的，干干的，并且耷拉着脑袋，而这正是葛女士当年的写照，她经常唉声叹气，对世界充满了悲观的情绪，白天嗜睡，工作的时候哈欠连天，一脸倦容，对什么都提不起兴趣来。畏寒，别人都单衣薄裳的，她还要裹着厚厚的毛衣。

后来，在同事的带动下，她报名参加了高温瑜伽训练班，在私人教练的指导下，制订了合理的训练计划，坚持大半年下来，朋友们都说葛女士像变了一个人一样，就连她自己也感觉脱胎换骨一样的欣喜，她发现自己干活变得有冲劲，思维也敏捷下来，平日里老有想跑的冲动，只要是穿跑鞋可以很轻松的一口气跑到八楼家门口，今年外出旅游三次，旅途中未感觉疲劳。最近在瑜伽馆做瑜伽时，她发现一整套动作下来，呼吸很平和，不再有一开始那种疲劳的感觉。

看看自己现在的照片和二十来岁的照片，仿佛看不出岁月的痕迹，身体的柔韧程度甚至比二十几岁还要好。现在，葛女士几乎逢人就讲：谁说二十几岁决定女人一生？我看是气血决定女人一生还差不多……

为什么通过简单的瑜伽练习葛女士整个人发生如此翻天覆地的变化呢？这是因为瑜伽调和了她的气血，进而提升了她的精气神儿。

《素问·上古天真论》曰："恬淡虚无，真气从之，精神内守，病安从来。"中医理论中，人体就是由气、血、津液等物质构成的，所以气是人体的物质基础，气化运动就是人体的生命活动，所以气也是生命活动的基本物质。生命活动就是气的运动。气血充足、气机通畅，人体才能保持正常的生命活动。肺气充足，人才能正常呼吸。脾胃之气充足，人才会有食欲吃吃喝喝；心气充足，才能使血液运行到全身各处以及面部，人才能容颜如玉；肝气充足，人才能有良好的情绪，开朗的心情；肾气充足，人体才能够有健旺的精力。可见气在人的生命里有多重要。对女性而言，就更为重要了，它能让一个女人光彩照人，也可以让她暗淡无光。

瑜伽之所以能健身，是因为瑜伽有平衡阴阳、调和气血、疏通经络、特别是使人体的元气旺盛，对呼吸、消化、循环和神经系统、内分泌系统的功能都有良好的促进作用。

（1）瑜伽能改善气血循环：瑜伽对呼吸系统的锻炼比较明显，最明显的变化是呼吸减慢和加深，呼出气体中的二氧化碳成分增高，氧减少，气体代谢率明显降低。瑜伽对心血管系统功能也有良好的影响，促进血液的新陈代谢，消除炎症，减轻疼痛：既可使毛细血管扩张，促进微循环，提高血液带氧数量，又促进血管收缩，活血化瘀，使血管壁上的沉积物被带走排出。

（2）瑜伽能推动物质循环：在人体气血循环的带动下，人体内各种物质也充分加速循环。一方面是气血循环带动了营养物质的循环，将人体所需氧气和营养物质输送到人体的各个系统；另一方面在气血循环的带动下，人体内的各种废弃物(包括二氧化碳和代谢产物)被排出体外。此外，练习瑜伽可以加快胃肠排空，减少人体对毒素的吸收，增加唾液分泌，增进肠胃功能，排除体内毒素，还能促进人体新陈代谢及内分泌系统的功能。

（3）瑜伽能促进能量循环：由于人体系统本身是不断变化的能量循环系统，身、心之间阻隔往往引起整体的能量失衡连锁反应。瑜伽作用于人体，迫使身、心能量高纯度的序化，处在高能状态，促使体液分子活化，加速生物酶的合成，促进人体系统能量循环平衡，达到增强人体生命能量，激发人体潜能而强身健体、延年益寿的目的。

下面我们介绍几个最有效的调养气血的瑜伽基本动作：

1．蝗虫式

（1）准备动作：正趴在瑜伽垫上，面朝下、手心朝下。

（2）缓慢吐气将胸部、腹部、臀大肌与大腿往上提，保持3～5个深呼吸后放松，连续3次。

注意：练习后最好以半龟式放松背部。

2．船式

（1）准备动作：双脚屈膝坐于瑜伽垫上。

（2）待身体保持稳定，挺胸伸直脊椎，微收下巴，向上伸直双脚，眼神平视前方，停留3～5个深呼吸。

注意：初学者小腿与地板平行即可。

3．脊椎扭转式

（1）弯曲膝盖坐在坐骨上，另一只脚跨在大腿外侧，臀部尽量贴近瑜伽垫。

（2）慢慢吐气伸直脊柱，将身体往右侧转动至极限，停留3～5个深呼吸，收下巴，眼睛看肩膀斜下方地板。

注意：转身时骨盆保持正直向前不动。

⊙ 观察眉毛，眉毛好则气血旺

【气血养生经】 眉毛不仅是容貌的装饰物，更是健康晴雨表，眉美者气血多，眉恶者气血少。

有人说既然眼睛是心灵的窗户，那么眉毛就是心情的门缝。也可以这样说，眉毛是美貌的装饰物，是心情的窥视窗，是个性的展示台，更是健康的晴雨表。眉型、眉毛的浓密度、眉毛是否结实，都反应了身体健康的状况，及早发现眉毛里的健康秘密，对于防治疾病大有益处。

冉冉是个13岁的小女孩，眉清目秀，很惹人喜欢。可是她性格内向，有什么不高兴的事情都压在心里，不愿意和父母交流。那天不知道因为什么事情，冉冉又哭了。妈妈心疼地安慰她。替她擦眼泪的时候，忽然发现她眉毛脱落得厉害，这引起了妈妈的警觉。第二天一早，妈妈就带冉冉去看医生了，更让人担心的事情发生了，在冉冉的上眼皮处，医生发现了一块豆粒大的白斑，被确诊为晕痣(白癜风的一种)。妈妈很是担心，医生解释说：眉毛脱落、白斑出现，是气血不足发出的早期信号，不过幸亏她发现得早，应该不难治愈。

我国现存最早的医学典籍《黄帝内经》就曾指出："美眉者，足太阳之脉血气多，恶眉者，血气少也。"所谓恶眉，古人解释为"眉毛无华彩而枯瘁"。由此看来，眉毛长粗、浓密、润泽，体现了血气旺盛；反之，眉毛稀短、细淡、枯脱，则反应气血不足。而白癜风这样的皮肤病和气血失和有很大关系。白癜风其病虽在皮毛，而其本却源于正气不足，由于气阴不足，肝肾亏虚，又遇风邪外侵，客于肌表，脉络阻滞，肌肤失于滋养而发为本病，在临床上注重益气养阴，疏表散邪，养血祛风，滋养经络，以纯中药制剂来改善患者血液循环，调节内分泌，增强免疫力，以达到迅速提高酪氨酸酶活性，促进黑色素细胞平衡，使微循环恢复，再生黑色素，并有序地对黑色素缺陷基因进行修复，促进皮肤正常色素健康成长，提高皮肤对光线的敏感性，而彻底解决复发，无论白癜风病程长短面积大小，经过治疗均可在短期内控制白癜风扩散，使白癜风的治疗不再成为难题。

既然眉毛是健康晴雨表，那我们该怎样读懂这张晴雨表，及早捕捉身体通过眉毛向我们发出的危险信号呢？

1. 眉毛脱落

眉毛稀疏并易脱落者，多见于气血衰弱、体弱多病者，此类人容易手脚冰冷，肾气也较弱。甲状腺功能减退症及脑垂体前叶功能减退症患者，眉毛往往脱落，其中尤以眉毛外侧1/3处为甚。严重贫血患者可引起眉毛脱落，麻风病患者在病变早期眉外侧皮肤肥厚，眉毛脱落。斑秃患者，也可同时出现眉毛脱落症状。

2. 眉毛枯燥

正常情况下眉毛应该是油亮有光泽的，若眉毛末梢直而干燥，如果是女性可能月经不正常，是男性则多患神经系统疾病。有些小孩或营养不良患者，眉毛黄而枯焦，多为肺气虚的征象。

3. 眉毛下垂

多是面神经麻痹形成。若是某一侧眉下垂，说明是该侧得了面神经麻痹，使眉毛较低，不能向上抬举。有的是单侧上眼睑下垂(如肌无力症)，以致一侧的眉毛显得较高。

4. 眉毛过于浓密

眉毛浓密是体质较强的象征，但是，如果女性眉毛特别浓黑，是有可能与肾上腺皮质功能亢进有关。眉毛粗短者，多性急易怒，须提防患急症。

5. 眉毛冲竖

眉毛冲竖而起，则是病情危急的征兆，此种患者应抓紧时间救治。

6. 眉毛倾倒

表示病重，特别是胆腑严重病变。

7. 眉毛过长

古人认为眉长者寿长，故而人们称这种长眉为"寿眉"。然而，有人据临床观察及家族史调查认为，"寿眉"的出现并非吉兆。研究发现，寿眉主要与调控失衡有关，青中年期出现寿眉可能是包括肿瘤、免疫性疾病在内的某些处于潜伏阶段疾患的早期外在表现。寿眉发生愈早，提示机体调控失衡发生亦愈早，走向衰老的步伐愈快，肿瘤发生的概率愈高，故而认为，45～50岁以后出现寿眉较符合生理性衰老规律，但应以单发为主。对青、中年期出现寿眉，尤其是丛状、束状分布者应定期体检，跟踪观察，以期早发现、早治疗。

需要特别提示的是，有的女性为求细眉弯弯，常用力拔去许多"不称心"的眉毛。更有甚者，将整个眉毛拔得精光，再煞费苦心地纹眉，这样十分有碍健康。须知眉毛并非无用之物，人体的防御功能，是通过各种组织来完成的，细细的眉毛也起着防御作用，眼睛若无眉毛遮挡，汗水和雨水就会直流入眼内，刺激角膜和结膜，引起角膜炎和结膜炎，严重时可导致角膜溃疡。由于眉毛周围神经血管比较丰富，若常拔眉毛，易对神经血管产生不良刺激，使面部肌肉运动失调，从而出现疼痛、视物模糊或复视等症状，还有引发皮炎、毛囊炎的可能。同时，常拔眉毛，也会引起眼睑松弛、皱纹增多，影响美观。因此，提醒那些爱美的女士们，自然天成自然美，切莫轻易拔眉毛。

⊙ 看脸色，脸色是气血的明镜

【气血养生经】 脸色不好，影响美观事小，反应健康问题事大。当人体气血不足时，往往会表现为脸色暗沉、蜡黄，没有神采。气血好时，气色也跟着好。

"去年今日此门中，人面桃花相映红，人面不知何处去，桃花依旧笑春风。"崔护的这首诗中的女子，不知道成了多少男子的梦中情人，也不知成了多少女子梦寐以求的理想化身。面若桃花是每个爱美的女子共同的夙愿，为了成全"面子"上的事，女人们不惜花费重金，购买高档化妆品，其实，如果不注重调养气血，再昂贵的化妆品，进再高级的美容院，都不过是缓兵之计，因为气血才是决定面色的根本力量。有充足的气血滋养，人才会显得神清肤润。

小红还是中学生时，脸蛋儿一年四季都红扑扑的，像个红苹果，邻居家的阿姨见着她就夸："瞧，这丫头脸上红是红、白是白的，多好看啊。我做女孩儿时也是这样的，现在就不行喽……"小红当时没把她的话当成赞美，甚至觉得这样的脸蛋儿乡土气太重了。

十年后，她的审美观念成熟了，开始崇尚活力无限的自然美，可脸蛋儿却不配合了，不再那么红扑扑，有时苍白，有时甚至还带点儿黄……有一次去义务献血时，还被好心的护士拒绝，护士要她回去补补血！失去后才懂得珍惜，此时小红才明白当年邻居阿姨为什么羡慕她的"桃花脸"了。

为什么原本白里透红的肤色会变得苍白、暗黄呢？这主要是因气血不足造成的。

人的气血盛衰，常常从面色显示出来。面色可以说是健康的温度计，能反映人体的健康状况。《黄帝内经》形容健康的面色叫做"白绢裹朱砂"，即看上去如白色的丝绢裹着朱砂，白里透红；而不健康的人则常常表现出多种异常的脸色，如苍白、潮红、青紫、发黄、黑色等。

(1) 脸色苍白：中医学认为大多为虚证、寒证或失血。呼吸系统状况不佳脸色会发白；久病体虚、大出血、慢性肾炎等也会使面色发白；有贫血倾向的人，会因为血色素不足而使面色呈现白兼萎黄色。

(2) 脸色潮红：多为热证。血得热则行，脉络充盈，血流加速则皮肤呈现红色。高血压患者就常常红光满面；结核病患者由于低热，会颧部绯红。

(3) 脸色发黄：中医学认为，脸色发黄是体内湿热的象征，黄色晦暗多属于寒湿；面色萎黄，多为心脾虚弱、营血不足；面黄浮肿为脾虚有湿。

(4) 脸色发乌：多属肾病或血瘀证，常为重病。此外，长期使用某些药物，如砷剂、抗癌药等，亦可引起不同程度的面色发乌。

(5) 脸色发青：多为气血不通、脉络阻滞所致。心力衰竭、先天性心脏病、肝病导致血液中废物过多等，都会使面色变为青紫。

就面色光泽和湿润度而言，健康的皮肤皮脂(油分)和汗(水分)的分泌畅通，皮肤会保持柔软。气候原因可引起皮肤干燥，如多风、寒冷等。某些疾病也会使皮肤干燥，例如糖尿病，血糖水平的波动会使皮肤变得干燥、手感粗糙。

气血失和不仅造成脸色不佳，还会造成各种各样的皮肤问题，皮肤在人体是"远端器官"，人主要靠它显示自己的精神、风貌，它的生理功能与气血密切相关，若气血运行失常、阴阳失衡或脏腑功能失调，均可造成各种皮肤病。

气血由脾消化食物而生成。如果饮食不节，脾则会失调，气血生成不足不能滋润皮肤，或因为偏食辛、腻食物，在体内产生湿热，上升到颜面部，成为斑点。

气血靠肾脏凝聚。如果压力过大、女性月经不调会引起肾虚，肾脏聚集的阳气不足，不能形成一股力量遍流全身，只好四处弥散，血气淤积在颜面部，就形成黄褐斑。

气血在肝脏收藏。如劳累过度，情绪不良，可以导致肝气郁结，致使肝藏血不足、气血运行不畅，皮肤得不到润泽，而出现斑点。

因此，专家们建议，面色不好的人如果没有特别的病症表现，食补是最好的办法。面色发白的人可多补充鱼肉、鸡肉、黑豆、菠菜等食物，必要的话，食用一些红枣、枸杞、龙眼等补益气血之品。面色潮红的人应尽量避免刺激性食物，避免面部冷热刺激。寒证患者，可以多吃些牛羊肉、胡椒、生姜来发热，促进新陈代谢。对于偏食、营养不均衡引起的面色偏黄，就要纠正不良的饮食习惯。面色发黑的肾病患者应多食用具有补肾作用的食物或药物，如核桃、木耳、黑豆、黑芝麻等。

下面为大家推荐几款改善面色的私房菜，爱美的朋友坚持常做常吃，拥有骄人的"桃花脸"不再是难事。

（1）木耳红枣汤：将黑木耳用冷水泡开洗净，与洗净的红枣一起放入锅里，加入适量清水煮熟，再依口味放入适量红糖即可。黑木耳有益气的功效，红枣能补血，这两者是贫血之人的最佳补品。经前或经期，姐妹们的脸色常会因失血而苍白憔悴，在经前一周到月经结束期间，经常食用木耳红枣汤，就能有效缓解经期贫血。

（2）当归黄芪乌鸡汤：将适当比例的乌鸡、黄芪、当归洗净后一起放入瓦煲里，加入适量清水，先以大火煮开，再改用小火炖2个小时以上，依个人口味加适量调味品即可。乌鸡是女人补气血的上好佳品，被称为是"黑了心的宝贝"，黄芪可以补五脏之气，当归自古就是补血活血之要药，这两种药材与乌鸡同煮，是一道名副其实的气血双补药膳。

（3）桂圆莲子粥：首先将洗净的糯米在冷水中浸泡一会儿，与洗净的去心莲子一同入锅，加清水，先以大火煮开，再以小火熬40分钟，然后加入桂圆肉和去核的红枣继续煮15分钟，最后依个人口味加入适量冰糖就可以了。桂圆肉性温，可补血、益心、安神。莲子性平，可补脾益肾。红枣性平，可补血益气。糯米性温，可补中益气。用这四种原料熬成的粥，是天下所有女子的养生粥，非常有营养。经常把这粥当作早餐食用，不用多久，脸色就会大变。

⊙ 观察体形：形体异常是气血紊乱的缩影

【气血养生经】 高矮胖瘦不全是父母天生的，也不全是由饮食和运动决定的，而常常是由气血水平影响的。

　　标准的体重和体形是身体健康的标志，可是现在，身材匀称、体形标准的人是少之又少了，矮胖型，瘦高型，上身重的伞型，下身重的梨型，还有脂肪集中在腰部的苹果型，这些身材都是体形异常的表现。

　　有人认为，高矮胖瘦是父母天生的，还有人认为胖瘦是由饮食和运动决定的，可是很少有人想到身材也和气血有关，是气血失调的表现。

　　高先生今年34岁，或许是到了发福的年龄，体重猛增，半年的时间，体重增长了将近20斤，伴随着体重的增长，身体也出现了不和谐之音，打鼾、气短，心脏也不是太好。高先生认为这肯定是肥胖所致，所以就加紧减肥，每天坚持跑步，去健身房出汗。这样坚持一段时间，体重有所下降，可是未容高兴几日，稍一停顿，体重马上快速反弹。一会儿胖一会儿瘦，折腾得高先生筋疲力尽，他甚至放弃了减肥的想法。

　　爱人担心他的身体，经过多方打听，知道有一家经络养生馆通过针灸减肥，效果非常好，于是就说服丈夫进行最后的努力。这次的尝试收获果然不小，一个疗程下来，高先生的体重就降到140斤的标准体重，为了巩固下去，高先生又坚持了两个疗程，到现在，体重一直保持得很好。

　　为什么针灸减肥的效果这么好呢？这是因为大部分人肥胖的根本原因是经络不通、气血不畅。经络不通、气血不畅导致血液内糖和脂肪运行缓慢、代谢不畅，使脂肪在各处沉淀堆积，引起肥胖的发生。而针灸可以快速疏通经络，调和气血，自然可以实现减肥的目的。

肥胖和气血有关，再来看看体形偏瘦的人，和气血有没有关系呢？身材扁平瘦削的阿玲想变得丰满迷人，思来想去觉得中药最安全可靠。女子中医美容医院的医生告诉她，从中医学角度分析，身材圆润与脏腑、经络、气血等有密切关系，其中受肝、脾胃、肾经等影响最深。如果自身气血不足，有唇白、头晕、失眠症状，肯定会影响到身体成长，令身体发育不健全。同样，肾虚不足，脾胃不适，肝气瘀血都会导致营养吸收不良，身材干瘪，若不调理身体、改善气血，很难形成曲线玲珑的线条。

在分析阿玲的身体特征的基础上，医生为她开出了特制的"美体处方"，包括药疗方、日常食疗方，以及锻炼方等。阿玲严遵医嘱，几个月坚持下来，整个人果然丰满水灵了很多。

除了过于肥胖、身材偏瘦，几乎所有的体形发育不良都可以归结为气血。根据专家的总结，身材发育不良主要有以下三类：

（1）肝气血滞型。这类人属热性体质或有喜欢吃辣的习惯，多表现为情绪不稳定、容易发怒，也容易忧郁；乳房经络不畅通，经前乳房胀痛，产后乳汁分泌亦容易不足，乳房容易起硬块。

（2）气血不足型。多是由于先天性的体质虚弱，或后天营养不足，腰肾亏虚，导致胸部扁平，产后乳汁分泌不足。

（3）肾精不足型。先天禀赋不足，后天营养失调，损失到肾。多表现为早衰、月经量少，腰常有酸痛感，头晕，记忆力下降等。

在治疗上，不同类型体质的人应针对其病症给予不同的治疗。例如肝气血滞者，可服用"柴胡疏肝散"疏肝行气，活血止痛；气血不足者，可服用"十全大补汤"温补气血；肾虚不足者，可服用"大补元煎"固本培元，大补气血，补肾之不足。在药疗和食疗的同时，还可以加强锻炼，做一些保健操，增进治疗效果。当经过一段时间的调理后达到阴阳调和的状态，身体能充分地吸收各种食物中的营养，身材自然就会丰润起来。

为了充分满足女性对体形身材完美的需求，我们为大家介绍几款塑身汤水，这些日常食谱可谓"润物细无声"，能不同程度地改善女性身材、达到圆润效果。

（1）养气活血粥：花生100克、去核红枣100克、黄芪20克，熬粥，经期后连食7天。

成效分析：花生含有丰富的蛋白质及油脂；红枣能生津、调节内分泌；黄芪行气活血，三者搭配能养气活血，同时还温暖子宫提高受孕率。

（2）蒲公英党参茶：干蒲公英根3克，党参3克，杏仁2克。材料洗净，用250毫升开水冲泡即可。

成效分析：蒲公英根含有多种矿物质，具有和雌激素一样的作用。能排除体内毒素，促进胸部脂肪生长，搭配有丰胸效果的杏仁和党参使用，效果更佳。

（3）补血美容汤：当归10克、川芎10克、白芍10克、熟地黄15克。这份药材可连续煮两次，第一次将材料加三碗水煎煮成一碗即熄火，滤渣取汤汁用；第二次将上次煮过的材料加两碗半水煎煮成半碗时，滤渣取汤汁饮用。

用法：早晚空腹饮用，任何温度都可以，但是药材煮过之后最好不要放置隔夜再煮。

成效分析：丰胸、美颜、改善面色苍白、褐黄，补血、调血，改善粗糙皮肤。

⊙ 观察头发：丝丝缕缕藏气血

【气血养生经】 人体肾精充足，头发则发育正常，表现为浓密、光亮、柔润；反之则稀少、枯萎、不泽。故中医美发第一法即为补肾。

头部是人体血液循环的"制高点"。因此，头发所需要的营养就很难被送达，头发犹如禾苗，当养分不足时，枯萎衰败的现象就不可避免地出现了。几乎所有的脱发和发质问题最终都可以归结为头发的营养补充和代谢问题。

漂亮的女孩小萍今年21岁，原本有一头乌黑亮丽的头发，但一天早晨梳头时，小萍突然发现头顶部有三块地方没了头发，光秃秃的头皮泛着白光。

当时她到省城一家医院诊断为"斑秃"，开了一些促生发的药，但使用后没有效果。后来，用过涂生姜汁、蜂蜜熬搽……试了很多"偏方"效果都不好，而且头顶其他地方又出现了几块斑秃。随着病情的发展，小萍情绪极度低落，辞了工作，整天戴着假发在家里，和谁都不说话，还和男朋友分手了。

小萍的母亲非常着急，带着女儿来到省中医院针灸科。该科主任亲自为小萍诊断，认为小萍的斑秃属心身疾病范畴，是一种神经官能性疾病，病因主要与肝肾不足、气血虚弱有关，七情内伤，神志抑郁，劳伤心脾，影响气血运行而导致气滞血瘀，毛发因失去营养脱落。他还提醒小萍一定要尽快走出现在的自闭状态。目前，经过治疗，小萍头上的斑秃区全部长出了头发，满头乌发恢复如初。

要想弄清气血和头发的密切联系，我们先从了解督脉入手。

头发之美恶与督脉有关。督脉起于胞中，其分支从脊柱里面分出，属肾。由于督脉循于脊里，入络于脑，上过头顶，下属于肾，在肾、脊髓、脑髓、头发之间形成了一条通路。所以，当肾中精气旺盛，髓海充盛时，则随督脉之经气上行而滋养头发，于是头发就生长茂密而富有光泽。此即肾"其华在发"的生理基础。

毛发的营养虽来源于血，其生机实根于肾。肾为先天之本，是藏精之脏。不仅藏先天之本，还藏五脏六腑水谷化生之精气，即后天之精。能滋养脏腑和人体全部组织，是维持生命和生长发育的基本物质。头发的盛衰和肾气是否充盛，关系非常密切。《素问·上古天真论篇》云："女子七岁，肾气盛，齿更发长；二七而天癸至，任脉通，太冲脉盛，月事以时下，故有子；三七，肾气平均，故真牙生而长极；四七，筋骨坚，发长极，身体盛壮；五七，阳明脉衰，面始焦，发始堕；六七，三阳脉衰于上，面皆焦，发始白……丈夫八岁，肾气实，发长齿更；二八，肾气盛，天癸至，精气溢泻，阴阳合，故能有子；三八，肾气平均，筋骨劲强，故真牙生而长极；四八，筋骨隆盛，肌肉满壮；五八，肾气衰，发堕齿槁；六八，阳气衰竭于上，面焦，发鬓颁白；七八，肝气衰，筋不能动，天癸竭，精少，肾脏衰，形体皆极；八八，则齿发去。"这阐明了头发随着人的一生，从童年、少年、青年、壮年到老年的演变，均和肾气的盛衰有直接和密切的关系。也就是《素问·六节脏象论》中"肾者……其华在发"之含意。

肾和毛发的关系主要表现在肾中精气对毛发的生理影响上。其作用形式有三种。第一，肾精化生血液，营养毛发；第二，肾精化生元气，激发促使毛发生长；第三，肾精通过督脉的经气作用而充养毛发。督脉从脊里分出属肾。故毛发的营养来源于气血，而其生机则根于肾。

血对毛发起营养作用。血营养全身组织和器官，同样也对肌肤、毛发起营养作用。血的运作，必须在气的推动下，上注于肺，行于经脉之中，均匀地分布于全身。"发为血之余"，血气旺盛，则毛发也旺盛，血气虚亏，则毛发枯萎、稀少或脱落。由于血气和毛发关系密切，故当各种原因造成血气病变时，如血瘀、血热、血燥等，将会引起毛发的病变，如脱发、白发。

另外，长时间上网或学习紧张的人，大脑剧烈活动需要大量的营养物质而争夺头发营养，而且饮食不规律，也会使头发营养供养不足而造成脱发。只有补充头发所需要的营养物质来解决脱发问题才是根本有效的办法。尤其是年轻人营养吸收代谢的能力还很强，只要路子对了，这个问题并不难解决。

⊙ 观察耳朵：耳朵是判断气血的标尺

【气血养生经】 耳朵是五官中一个重要器官，素有大脑"开关"之称。它除了掌管听觉外，也兼具保持身体平衡的功能，还是判断气血水平的一把标尺。

人的气血不足直接反映在耳朵上，不信你可以看一下，现代人的身体素质越来越差，有一个现象与之同步，那就是现代人的耳朵也越来越小，就是在孩子和年轻人中都很少能看到圆润、肥大、饱满的大耳朵了。而这些大耳朵在老人那里却很多见，这说明以前人的身体素质明显强于现代人。

如果耳朵呈现淡淡的粉红色，有光泽，无斑点，无皱纹，饱满则代表气血充足。而暗淡、无光泽代表气血已经下降。如果耳朵萎缩、枯燥、有斑点、皱纹多，它代表了人的肾脏功能开始衰竭，你就要注意了。

此外，很多耳科疾病也是由气血失调引起的，以最常见的耳科疾病耳鸣为例，就是和气血失调有关。

耳鸣是耳科常见的一大病症，目前医学界对其发病机制仍不十分明了。有统计显示，17%～20%的成人有耳鸣，65岁以上老人发生率可达28%，耳疾患者中耳鸣出现率高达85%。不少患者通常伴有烦躁、失眠、注意力不集中，严重者可影响工作、娱乐和社会交往。

中医认为，肾开窍于耳，因此许多人认为耳鸣可能与肾虚有关。临床发现有患者在使用某些抗生素后会造成肾脏功能损坏，同时耳朵功能也会损坏，这就为肾开窍于耳提供了证据。我国明代医籍《景岳全书》早就指出："肾气充足，则耳目聪明，若劳伤血气，精脱肾惫，必致聋。故人于中年之后，每多耳鸣，如风雨，如蝉鸣，如潮声者，是皆阴衰肾亏而然。"

不过，如果认为所有的耳鸣都是肾虚引起的，就会走入误区，因为耳朵与其他脏腑经络有着广泛的联系，五脏六腑、十二经脉之气血失调皆可导致耳鸣。除了肾虚以外，风热侵袭、肝火上扰清窍、痰火郁结清窍、气滞血瘀、气血亏虚等不同的原因都可以引起耳鸣。因此在临床上需要仔细加以分辨，采取针对性治疗。

王先生现年43岁，自己是公务员，爱人是中学教师，有个儿子也非常聪明上进，在外人看来这是一个十分美满的家庭。可是他一点不符合自己的年龄，满脸的忧郁，心情非常糟糕，诉说病情中一直是以泪洗面，因为两年来耳鸣一直困扰着他，去过北京、上海，专家教授都是一句话"现在这病治不好，时间久了，聋了就不鸣了"，这话使他增加了非常大的心理负担，整个人浑浑噩噩，大脑后部是轰鸣声，耳朵里有流水声和蝉鸣声等好几种声音，非常痛苦，更让他担心的是听力也越来越差，就担心有一天完全失去听力。爱人了解到西安一家中医院治疗耳鸣耳聋方法和疗效都很好，就带他前去问诊。检查后，负责诊断的主任医师给他采取了独特的方法"熏蒸疗法"。一个疗程后耳鸣就消失了，心情也好了，睡眠得到改善，于是邮购了第二疗程的药，听力得到完全恢复。

这位主任医师是怎样妙手回春的呢？此方为何有如此神奇的疗效呢？我们先来看一下他用的方法：通过独特药物熏蒸耳部，使耳部的毛孔受热后迅速扩张，药物随蒸气直接进入耳部患处，该药物经耳部吸收后，能迅速提高耳部的血液循环。充分增强耳部的新陈代谢，从而调节耳神经、耳鼓膜及人脑的供血、供养；耳部经过熏蒸后，毛孔在受热后扩张还未收缩以及受热后血液循环加快的情况下，选用耳部易吸收的药物直接放置于耳道内，通过耳内经络神经，直接传导吸收，激活即将坏死的听觉神经。另外，采用矿物类、动物类和名贵中草药经科学的方法精心配制，内服调理促使耳蜗听觉神经纤维细胞再生，这样从外到里双重治疗，达到最终目的——恢复听力。

通过以上解释，我们不难发现，这位主任医师正是通过调理耳部血液循环进而作用于气血来治疗耳鸣的。那么如何通过保护耳朵来保护气血呢？

中医学认为，人的耳朵就像一个倒置的胎儿，人体的每一个器官和部位在耳朵上都有相应的代表点——穴位。经常按摩耳朵，可以起到疏通经络，运行气血，调理脏腑功能的作用，对预防和缓解头痛、神经衰弱、高血压以及耳聋等都有较好的效果。具体方法是：

(1)**按摩耳轮**：双手握空拳，用拇指和食指沿耳轮上下来回按摩，直至耳轮充血发热。

(2)**下拉耳垂**：用双手拇指和食指捏住耳垂向下拉，手法由轻到重，每次15～20下。

(3)**推摩耳根**：食指放在耳前，拇指放在耳后沿耳根由下向上推摩，每次40～50下。推后感觉耳部发热，面部、头部也会有发热的感觉。

(4)**上拉耳郭**：用右手绕过头部拉住左耳郭上沿向上拉20次，再用左手以同样的方法拉右耳郭20次。

按摩耳朵时动作要轻柔，以不感觉疼痛、耳郭发红发热为限，每次3～5分钟。清晨起床和晚上睡前各做一次，长期坚持，可见效果。

⊙ 观察手部：观手掌，知健康

就像花木一样，叶子青翠水灵，说明生长旺盛，否则就是有毛病。人也是一样，肤色、脉络、形状等一看就判别出体格强弱，而且按照中医二十四经络的理论，所有经络都会在手掌中有迹可察，所以说观手掌可知健康。

入冬以来，一个小单方悄然在北方某市流行，据药店的营业员讲，每天都要接待30多位来寻求单方的中年女士，她们共同的特点就是一到冬天就手脚冰凉、反复感冒、身体免疫力较低。

那么，这个单方到底是做什么用的？它又有什么神奇之处呢？研制此方的中医师表示：冬天，随着气温降低，空气干燥而阴冷，一些免疫力低的人就会感到手脚冰凉，反复感冒，女性朋友尤其多。这是因为女性容易导致气血虚亏，全身器官气血不足而失养，从而造成内分泌、雌激素以及各种代谢功能紊乱。这时就会出现中医所讲的各种虚证，反映在身体上，最集中的表现就是手脚冰凉。而他所研制的这个中医单方来源于民间，治疗各种虚证简单有效，患者使用一个来月，各种虚证即可以得到消除，手脚冰凉的症状即可消失。

通过上述这个案例，可知手掌的温度是气血是否虚亏的表现，冬暖夏凉才是正常的手温，如果刚刚相反的话说明是血虚。不过，手掌的温度不可一概而论，也是分区域衡量的，分为手感、手掌和手指三种情况：

（1）**手感热**：一般有两种情况，一种是实热病，就拿发烧来说，头越摸越热，这说明多有炎症；另一种是虚火，就是再摸时反而觉得不是太热了，可见于甲状腺功能亢进，肝肾阴虚，多见虚火上浮、失眠多梦、心烦、口干口苦、咽喉炎、高血压、糖尿病、阴虚劳热证等。

（2）**手感寒**：可见于脾肾阳虚，甲状腺功能低下、微循环障碍、经脉运行不畅、容易疲劳、容易感冒、月经不调等。

（3）**手指热**：多见于便秘、血黏稠、血脂偏高。

（4）**手指凉**：多为血液循环较差，容易疲劳乏力，难入睡、多梦、心跳心慌、头脑不清、头晕头痛。

（5）**手掌热**：心火盛，多见于失眠多梦、心烦、口干口苦、咽炎等。

（6）**手掌凉**：多为脾胃虚寒、脾胃消化吸收系统功能较差，易消化不良、贫血、溏便、疲倦乏力。女性多见于妇科疾病，白带较多，月经不调。

（7）**寒热交错**：手心凉手指热，或是手心热手指凉，或是一只手凉一只手热，这是阴阳失调。多见于夏天怕热，冬天怕冷；食热上火，食凉觉寒；上热下寒，穿多一件怕热，穿少一件又怕凉，虚不受补，月经不调。心烦心躁、失眠多梦，最易出现上面咽喉痛，下面手脚冻等内分泌失调现象。

除了手的温度以外，手掌的颜色和肤质同样也是观察血气的重要信息，标准的手掌颜色应该掌心白、指尖红，这样的手掌表示这个人目前肝气恰当，血脉旺盛，人也健康。另外手掌摸起来非常软的人，是血气水平很低、血中蛋白很少的人，已经有一部分的肌肉被转化为糖用掉了。手掌非常厚而且粗的人，血气水平亦必定很低，以至于手掌中堆积了许多垃圾，表面上的皮肤也久未换新，显然组织的再生能力也很弱。

手背上的血管也是一个重要信息，血气水平低的人，血液总量不足，血管不明显，到医院打点滴时，不容易找到血管，有时血管的部位甚至呈凹陷状。有些血脂很高的人，血管的颜色很深，比如糖尿患者的血管看起来较粗，但没有弹性。随着血气水平的提高，血管会愈来愈饱满，颜色也会愈来愈淡，而且愈来愈有弹性。

⊙ 十招教你了解自己的气血是否充足

【气血养生经】 血气变化会在人体外表留下各种痕迹，所以健康检查不一定需要完全依赖仪器，仔细地留意自己的身体部位变化，就能了解自己真正的气血水平。

气血运行状况影响着人体健康的方方面面，及时了解自己的气血水平不仅是平时个人养生保健的重要内容，也是预防疾病，防患于未然的上好妙招。

家住北京丰台的李大爷今年72岁，一直有健身的好习惯，身体非常好，每周都要邀上三五好友一起跑到京西爬香山，每次还背回一大桶矿泉水给儿孙们喝，自己一点都不感到疲惫。可是最近一段时间，李大爷渐渐感觉到体力有些下降，同样的一桶水，背到家里有点气喘。这引起了李大爷的警觉，做了心电图并没有发现什么异常，可是李大爷平时爱读书看报，掌握了不少养生知识，他记得报纸上说体力下降往往是气血匮乏的表现，所以他还是找信得过的中医给自己把脉，果然不出所料，最近女儿和女婿两人闹离婚，老爷子也跟着操心，身体不如从前硬朗了。大夫给他说了很多宽心的话，并且开了几服调理气血的药，在这样的调理下，老爷子的身体很快复原了，又能爬山背水了。

我们的身体本身会说话，当气血下降的时候，它会通过生活中的小细节来表达自己的匮乏，细心的人通常能抓住这种身体的语言，比如李大爷就是通过看体力来了解自己的气血的。如果人在散步、慢跑或是打太极拳等运动时出现胸闷、气短、疲劳难以恢复的状况，或者做一些日常家务后非常疲劳或是无力提拿重物、经常喜欢躺着，无力久坐或稍微站立一会儿就头晕气短，这些症状就是气血严重匮乏的表现。

还有哪些方法可以帮助我们快速判断自己的气血水平是高还是低呢？根据下面的方法，你可自行判断。

1．看头发

头发乌黑、浓密、柔顺代表气血充足；头发干枯、掉发、发黄、发白、开叉都是气血不足。尤其是肝肾阴虚、血虚会造成过早的白发现象。

2．看眼睛

看眼睛实际上是看眼白的颜色，俗话说"人老珠黄"，其实指的就是眼白的颜色变得混浊、发黄，有血丝，这就表明你气血不足了。如果眼白发蓝就表明阳气虚弱，体内积存了寒气。眼睛随时都能睁得大大的，说明气血充足；反之，眼袋很大、眼睛干涩、眼皮沉重，都代表气血不足。

3．看皮肤

皮肤白里透着粉红，有光泽、弹性、无皱纹、无斑代表气血充足。反之，皮肤粗糙，没光泽，发暗、发黄、发白、发青、发红、长斑都代表身体状况不佳、气血不足。还有皮肤敏感，见什么都会过敏，这是因为脾脏、肺脏的运化功能不足，也是因为气血不足造成的。

4．看唇色

正常的唇色是淡红色，而长期血气透支后，会使嘴唇的颜色渐渐转暗，严重的成为紫黑色。但是当开始改善气血状况之后，会从下嘴唇的内侧开始改变颜色，逐渐由内而外。因此，只要从上下嘴唇的颜色差异，就能判断过去这段时间里，这个人的气血是不是处在上升的趋势。

5．看牙龈

牙龈是另一个非常容易观察气血的部位，特别是一些原来气血亏虚的人，原来的牙龈颜色多数都很深，当开始依照我们的方法调整生活习惯之后，两周到一个月的时间就会在牙龈靠近牙齿的部分出现一条很细的新肉痕迹，这部分的颜色接近粉红色，和原来的深色形成强烈的对比。随着调养时间的不断加长，淡红色的部分逐渐增加，两色中间形成一条很清楚的线条，只要观察这条线的位置，就能知道这个人在过去一段时间的生活习惯或工作压力的变化。牙龈的颜色如果很淡，表示这个人睡眠的时间够长。但时辰不对，气血仍然不足。正常的颜色应该带点血红色。

在气血增加的过程中，牙龈上的牙肉会愈长愈厚，露在外面的牙齿愈来愈短，牙肉会逐渐长到牙齿的缝隙中，这也是观察气血趋势的好方法。相反，如果气血不断下降，则牙龈上的牙肉会愈来愈低，也就是牙肉逐渐收缩，牙齿愈来愈长，直到把牙根都露出来，就很容易得牙周病。

6. 看手指的指腹

无论儿童还是成人，如果手指指腹扁平、薄弱或指尖细细的，都代表气血不足，而手指指腹饱满，肉多有弹性，则说明气血充足。

7. 看青筋

如果在成人的食指上看到青筋，说明小时候消化功能不好，而且这种状态已一直延续到了成年后。这类人体质弱，气血两亏。如果在小指上看到青筋，说明肾气不足。

如果掌心下方接近腕横纹的地方纹路多、深，就代表小时候营养差，体质弱，气血不足。成年后，这类女性易患妇科疾病，男性则易患前列腺肥大、痛风等症。

8. 看指甲上的半月形

正常情况下，半月形应该是除了小指都有。

大拇指上，半月形应占指甲面积的1/5，食指、中指、无名指应不超过1/5。

如果手指上没有半月形或只有大拇指上有半月形说明人体内寒气重、循环功能差、气血不足，以致血液到不了手指的末梢；如果半月形过多、过大，则易患甲亢、高血压等病。

9. 看手指甲上的纵纹

指甲上的纵纹只在成人手上出现，小孩不会有的。当成人手指甲上出现纵纹时，一定要提高警惕，这说明身体气血两亏、出现了透支，是肌体衰老的象征。

10．看睡眠

成人如果像孩子一样入睡快、睡眠沉，呼吸均匀，一觉睡到自然醒，表示气血很足，而入睡困难，易惊易醒、夜尿多，呼吸深重或打呼噜的人都是血亏。

除了这些迹象之外，在身上还可以找出许多其他的症状，例如白头发的人胆功能必定不好，气血也不会好，皮肤干而且灰更是气血极端低落的表现，通过这些都可以观察到气血的水平和变化的趋势，这就留待大家日后认真学习了。

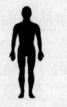

第四章

气血为标，五脏为本

五脏顺安一身正气

⊙ 人体气血从何而来

【气血养生经】 气血虽掌握人体生杀大权，但这权力却握在五脏的手中。离开五脏的辅佐与支持，气血就成了无源之水，无本之木。

气、血、津液是构成人体的基本物质，也是维持人体生命活动的基本物质。气、血、津液是人体脏腑、经络等组织器官生理活动的产物，也是组织器官进行生理活动的物质基础。

气是不断运动具有很强活力、极其细微的物质；血是循行脉内的红色液体；津液是人体一切正常水液的总称。从气、血、津液的相对属性来区分阴阳，气具有温煦、推动的作用，属于阳；血和津液是液态物质，具有滋润、滋养作用，属于阴。

可是，气、血、津液不会凭空而来，它们是天地人共同造化的结果。它们既来源于看不见的物质，又依赖于看得见的物质，所以，我们要想更好地守护我们的气血，就要弄清楚它们的来源和出处，这样才能更好地维护和捍卫它们。

季风是个好动的女孩，是一家房地产经纪公司的美编。她的工作就是每天对着电脑胡思乱想，然后面对电脑屏幕涂来画去。慢慢地，她变成了一张"电脑脸"——发色枯黄、神情呆滞、面无笑容，并缺乏生活热情。每天坐地铁来来回回，隔着玻璃窗，季风自己也意识到电脑脸的危害。于是她决定改变自己，上班的时候，她面带微笑，并且隔一段时间就走到窗前，做一下眼保健操，用温热的双手按摩面部，好好吃，好好睡，好好运动……

慢慢地，"电脑脸"不见了，大家都说她越来越漂亮了，季风这时候突然意识到，原来气血不是平白无故就产生的，它们也需要人为培养和锻炼。

就像上面这位叫季风的白领一样，我们总是以为健康是上帝赐予我们的天然礼物，气血是取之不尽用之不竭的，其实，这个世界上我们拥有的一切都要靠努力才能获得，不劳当然无获，气血也是这样。那么气血是怎样产生的呢？

1．气的生成

人是天地自然的产物，《黄帝内经》中将人生活的场所称之为"气交"，"气交"是下降的"天气"和上升的"地气"相互交汇的地方。人既然生活在"气交"之中，就必然和天地万物一样，都是由气构成，并且是气体中最精微的部分构成了人体。人体之气是维持人体生命活动的物质基础，其运动变化也就是人体的生命活动。

构成人体和维持人体生命活动的气，一是来源于父母生殖之精，即构成人体胚胎发育原始物质的先天之精；二是来源于从后天吸入的饮食中的营养物质和存于自然界的清气。

（1）气的主要来源

①先天之精气——来源于父母，是构成胚胎的原始物质。

②后天之精气——肺吸入的自然界的清气，又称天气。

③后天之谷气——脾胃运化的水谷精气，又称谷气。

（2）气的生成与脏腑的关系

①肺为气之主

自然界的清气——肺吸清呼浊——参与人体的代谢。

肺主要生成宗气，其聚于膻中，具有行呼吸，行气血的作用。

②脾胃为气血生化之源

脾胃运化水谷——精微——肺——全身。

③肾为生气之源

先天之精气：构成人的原始物质，生命的基础。

后天之精气：供给脏腑代谢消耗后剩余的部分。

(3) 气的循行路线

根据气的来源和功用，我们可以把气分为元气、宗气、营气、卫气，它们有不同的行走路线，下面我们逐个分析。

①元气：又名原气，是人体中最基本、最重要的根源于肾的气，包括元阴和元阳。

元气发于肾，通过三焦循行全身，内而五脏六腑，外而肌肤腠理，无处不到。

②宗气：由肺吸入的清气与脾胃化生的水谷精气结合而成，聚于胸中者谓之宗气。

宗气积聚于胸中，贯注于心肺。上行者出于肺，循喉咙而走息道；下行者注于丹田（下气海），并注入足阳明之气街而下于足；其贯心者，经心脏入脉中，推动血气的运行。

③营气：是行于脉动中，具有营养作用的气。因其富于营养，故称营气。

营气通过十二经脉和任督二脉而循行于全身，贯五脏而络六腑。

④卫气：卫，卫护、保卫人体之气。

与营气相对而言，又称卫阳。

营气由水谷精微所化生。营行脉中，卫行脉外。

2．血的生成

血主要是由营气和津液组成。营气和津液都是来自于脾胃所化生的水谷精微物质。《内经·灵枢》说："中焦受气取汁，变化而赤，是谓血"，是指脾胃（中焦）将摄入的饮食物化生血液的功能。

（1）血化生的物质基础

水谷精微是生成血液的最基本的物质。

脾胃化生水谷精微——脾胃为气血生化之源。

血由津液和营气化合而成。

（2）血的生成与脏腑的关系

①脾胃为后天之本，气血生化之源。

②心主血脉，一方面主行血，另一方面主生血。

③肝在五行中属木，应春之生发之气，有助于脾与心的生血。

④肾一方面肾中精气化生元气，促进脾胃化生水谷精微，进而化血；另一方面肾中所藏之精，可以化生血，即精血可以互化，故称精血同源。

（3）血的循行路线

①血液的循行方式

沿十四经循行：肺——肝——任——督——肺

②血液循行与脏腑的关系

心主血脉：血依赖心气的推动。

肺朝百脉：肺主一身之呼吸，调节着全身的气机，助心行血。

脾主统血：脾气旺盛可固摄血液，防止其溢出脉外。

肝主藏血：一方面贮藏血液和调节血量，使循环血量维持在一个相对恒定的水平，防止出血；另一方面肝主疏泄，调畅气机，有利于血液的正常循行。

通过以上内容，我们可以清楚地看到气血的来源和生化器官以及它们各自不同的循行路线，这为我们进一步认识气血与脏腑的关系奠定了坚实的基础。

⊙ 心主血，养血必先养心

【气血养生经】 心主血，心生血，所以养血必养心，人身养护，最好由内而外，先从养心开始。

"多年的心血白费了"，"呕心沥血地工作"，我们经常这样把心和血自动联系在一起，难道这一切都是巧合吗？有没有一定的生理依据？

语言文学上的事情我们暂且不问，单单从医学上讲，心和血就是密不可分的。中医学认为血的生成与五脏六腑密切相关，是在五脏六腑共同作用下完成的，非一脏一腑能为，首要的就是心。

心位于胸中，心包卫护其外，并与心系相连。心藏神，为生命活动的根本，喻之为"君主之官"，有主神明和主血脉的作用，是"五脏六腑之大主"，与小肠相合，其华在面，其充在血脉，其气通于舌，开窍于耳，在液为汗。

心有两大主要功能。

一、主神明

神明指人的思维意识活动。古人认为人的意识思维活动自心发出，故有"神明出焉"之说。后世医家认为心主血脉，能奉血于脑而主神明，可供参考。神明的作用有二。

1. 应变万物

经云："所以任物者谓之心""积神于心，以知往今"均有这个含意。所谓"任物"就是指心神有思考、分析、判断的能力，对事物变化做出反应。"以知往今"指心神具有记忆和理解能力。因此，心主神明就是指精神意识活动中的应变能力。

2．协调脏腑

《素问·灵兰秘典论》说："凡此十二官者，不得相失也，故主明则下安。"所谓"不得相失"，就是说脏腑之间在功能上必须保持正常的联系。"主明则下安"是指心神能发挥主宰的作用，十二脏腑的功能便可协调统一。若心不能发挥神明的主宰作用，则十二官的功能便为所欲为，各自为是，发生紊乱的危险局面，故谓之"主不明则十二官危"。可知主明或不明是脏腑协调的关键，因此说心为"五脏六腑之大主也"。

二、心主血

《内经》说："心主血，为生之本……心充脉华面，在液为汗，开窍于耳及舌。"心主血有两方面的含义：一是心主血脉，是指心有推动血液在脉道中流通的能力。"心主身之血脉"，"心藏血脉之气也"，是说心得到五脏元真之气的充养便能主持血脉的运行。由此可知，心主血脉有赖于心气对血脉的鼓动作用而实现。

另外，《内经》还有"心生血"的记载，王冰释为"心之阴精，生养血也"，后世医家认为体内的精微物质，到心脏变为红色随血脉循行的才为血，故谓心生血。

正因为心主血，心生血，心伴血，所以今天的我们，养血必养心。

有一个美容师已经年过四旬了，可没有一点儿衰老之相，不施粉黛却越发年轻，体态轻盈，容光焕发，看上去要比实际年龄小五六岁。有很多人向她请教驻颜之术，她说，自己并没有选用什么特别的大牌美容护肤品，唯有坚持"养心"二字，一直能保持良好的心态，所以看起来年轻有活力。

中医认为，一个人面色是否润泽，反映的是气血是否充盈。心主血，心血充盈了，人的颜面就会红润而有光泽。所以，养心，不仅能让人拥有好体魄，还能让人容颜润泽。

不懂得养心的人，就像不懂得要育花当从根部浇水、施肥。由于日渐加快的社会节奏、竞争激烈等诸多因素的影响，人们的心理负担日益加重，心脏受到的危害也越来越多，因此，缓解心脏压力应是现代人自我保健的一项重要内容。以下建议可助您"一臂之力"。

1．工作上劳逸结合

人们应该客观地认识和评价自己的承受能力，把握机遇，发挥自己的长处，并学会在快节奏中提高自己的心理承受能力，在各种事件中基本保持心理平衡。要科学安排工作、学习和生活，制订切实可行的工作计划或目标，并适时留有余地。无论工作多么繁忙，每天都应留出一定的休息、"喘气"的时间，尽量让精神上绷紧的弦有松弛的机会。

2．平衡利用身心功能

工作中若能"平衡"地利用身心各方面的功能，则获益匪浅。"平衡"是多方面的，诸如脑力与体力的平衡；左脑(抽象思维)与右脑(形象思维)的平衡；大脑各神经中枢的平衡；站、坐、走的平衡；用眼与用耳的平衡等等。这样能使生理和心理的功能潜力得以充分发挥，有益身心健康。每一个脑力劳动者都应根据自己的工作特点，使保健与工作结合起来。

3．及时排解不良情绪

心情不好时，应尽量想办法"宣泄"或转移，如找知心朋友聊聊，一吐为快，或出去走走，看看电影、电视等等。遇有大的委屈或不幸时，亦不妨痛哭一场。心理学家指出：痛哭也是一种自我心理保护措施，能使不良情绪得以宣泄和分流，哭后心情自然会畅快一些。

4．静心养生法

当心情不佳时，选个安静的地方，全身放松取坐势，双手置于膝上。深呼吸，闭上眼睛，让大脑完全安静。听四处风吹过树叶的声响，小鸟的鸣叫，微风拂面而心旷神怡；想象自己来到深山之中，自由自在地漫步其间；或是身处山巅，白云在脚下流淌；或是身处蔚蓝色的大海之上。如能流连于绮丽风光中，心情会无比欢畅。

如果遇有心理危机而难于自行解脱，不妨求助于心理咨询机构。心理咨询被誉为"温柔的精神按摩"，通过心理医生的劝导、启发、安慰和教育，能使当事者的认识、情感、意志、态度、行为等发生良性转化，增强信心，进而保持身心健康。

⊙ 肝藏血，肝养好了才能血脉旺

【气血养生经】 肝就像人体的一个血库，如果伤及肝脏，则血库里的血就不够充足，周身各个器官就会出现因饥渴而倦怠或歇业的症状。

肝藏血，始见于《内经》。《素问·调经论》曰："肝藏血。"肝藏血是指肝具有贮藏血液、调节血量、防止出血的作用。

肝藏血主要表现在三个方面：

1．贮藏血液

肝如同"血库"一般，能够贮藏一定的血液，以供人体活动所需，发挥其滋养脏腑组织、维持相应功能的作用。正如《灵枢·本神》所说："肝藏血，血舍魂。"《素问·五脏生成》亦云："故人卧血归于肝，肝受血而能视，足受血而能步，掌受血而能握，指受血而能摄。"

2．调节血量

除了具有藏血功能外，肝还掌握灵活应变的技巧，它能依据机体之需，调节循环血量；当机体处于安静休息，或睡眠状态时，机体所需血量减少，部分血液回流入肝，贮藏起来；而当人体在工作，或剧烈活动时，机体所需血量增加，血液则由肝脏输送到经脉，以供全身各组织器官所需。即如王冰在《素问》中所说："肝藏血，心行之。人动则血运于诸经，人静则血归于肝脏。何也？肝主血海故也。"

3．收摄血液

中医学强调血要发挥它的正常生理功能就必须在脉中循行，否则就是"离经之血"——瘀血。《血证论》说："凡系离经之血，与营养周身之血，已睽绝而不合……然既是离经之血，虽清血、鲜血，亦是瘀血。"在维护血液正常循行中，肝脏发挥着至关重要的作用，肝藏血能使血液收摄于经脉之中，不致溢出脉外而出血。

肝藏血功能失常，临床可见两种情况：一是肝血亏虚，肝之经筋、组织失养，称为"肝血不足"。血虚目失所养，则两目干涩，头晕眼花，甚至夜盲；血不舍魂，则失眠多梦，或见梦游；血不养筋，则见肢体麻木，手足拘挛，屈伸不便；血海空虚，胞宫失养，则见月经后期、量少色淡，甚或闭经等等。二是肝气虚，不能收摄血液，血不循经而妄行，即"肝不藏血"。临床可见吐血、衄血，以及月经过多，甚或崩漏等症。

欧阳先生是公司的公关经理，恃着年轻底子好，身强力壮，整天忙忙碌碌，吃喝无度，劳心劳力。他最近突然发现自己脸上竟然像有些女人一样长了雀斑，手指甲也开始变形，而且很干枯。他赶快去看病，原来是肝脏有了问题。

《黄帝内经》说："肝藏血，为罢极之本……充筋华爪，开窍于目。"肝所藏之血，是皮肤的养分之源，可充盈人体指甲，开窍明目。而欧阳先生忽略了养肝保肝，于是首先出现了指甲变形等症状。

总体来看，现代人的生活方式对肝脏造成的影响是非常不利的，电脑、酒精、久坐、压力等等因素都是损害肝脏的罪魁祸首，如何有效地保护我们的肝脏呢？

1. 神志养肝

中医认为肝"在志为怒"，调节神志，化解心中的不良情绪，使自己保持一个好心情是有益于保肝养生的最好方法。

2. 顺时养肝

肝属木，"喜条达而恶抑郁"，"肝与春气相应"。就是说肝与自然界春季生长之气相应。春季最适合养肝，也是肝病容易发生的季节，所以在春季应注意肝的养生保健。当春季来临，要顺应季节的变化，抛开一切烦恼和杂念，让自己融于大自然中，体会蓬勃生长的感觉，这对养肝护肝养颜有很好的效果。

3．穴位养肝

穴位养肝可使气血充足。

（1）**揉中封穴**：用左手拇指按压右足中封穴（内踝前1寸），左揉20次，右揉20次；然后用右手按压左足中封穴，手法同前。

（2）**按曲泉穴**：用左手拇指按曲泉穴（屈膝，膝内侧横纹头上方凹陷中），用拇指用力按揉多次。

（3）**揉行间穴**：用左手拇指按压右行间穴（足背，第一二趾间缝纹端），左揉20次，右揉20次；然后用右手按压左行间穴。

还有大敦、太冲、三阴交都是肝经养生穴位。

4．饮食养肝

中医认为，肝是多气多血的脏腑，丰富的营养物质是保证肝脏正常健康的重要条件。丰富的蛋白质和维生素是肝细胞维持正常功能的必需物质。

（1）**猪肝粥**：猪肝50克，粳米100克，猪肝切碎，与粳米同煮成粥。能益气生血、养肝补虚，适用于身体虚弱，或患有慢性肝炎者。

（2）**胡萝卜猪肝粳米粥**：猪肝100克，胡萝卜100克，粳米100克，胡萝卜、猪肝切碎，加粳米煮成稀粥服用。能补益肝肾、养血明目，适用于肝肾阴血不足所致的视物昏花，两目干涩、夜盲症。

5．勿久坐久视

不要长时间在电视、电脑前工作。要适当换个姿势，按摩按摩眼睛。"肝开窍于目"，眼睛过分疲劳也会影响到肝。

⊙ 脾统血，脾好血才不会乱跑

【气血养生经】　脾统血，脾虚则不能统血；脾化血，脾虚不能运化，血无所主，因而脱陷妄行。

脾位于中焦，在左膈以下，形如镰刀，脾与胃同居中焦，是人体消化系统的主要脏器。

在气血养生的课题上，脾也是重要的一章。脾胃不好，气血不足，健康也会大打折扣。

因为晚上同事们聚餐，珂儿吃东西不慎，回家就闹起了肚子，第二天早上浑身没劲，也没吃早饭，但还是拖着病体按时上班。一到单位，同事们被失色的美女吓了一跳，珂儿的好皮肤一夜之间就不见了，脸色不是白里透红，而是苍白里透着黄，大家关切地问她怎么了，得知珂儿的病情，一位细心的同事帮她叫外卖送来一碗红薯大枣粥，并冲泡了一包红糖姜片茶。珂儿喝下去，顿时感觉胃里舒服多了，过了不一会儿，脸色就有所好转。

不知道大家有没有这样的生活常识，一个人生病了，只要能吃，医生就会说：能吃饭就问题不大，能吃才好得快。为什么医生在治病救人时这么关注患者的胃口呢？这是因为脾胃对气血的摄纳生发相当重要，能吃饭就说明能补气血，其依据有二：

1. 脾为气血生化之源头

脾主运化。运，即转运输送；化，即消化吸收。脾主运化，是指脾具有把水谷(饮食物)化为精微，并将精微物质转输到全身的生理功能，脾的运化功能再分为运化水谷和运化水液两个方向。

运化水谷，即对食物的消化和吸收，饮食入胃后，对食物的消化和吸收，实际上是在小肠内进行的，但是必须依赖于脾的运化功能，将水谷化为精微，同样，也有赖于脾的运输和散精功能，才能把水谷精微灌溉四旁和布散至全身，脾的运化水谷精微功能旺盛，则机体的消化吸收功能才能健全，才能为化生精、气、血、津液提供足够的养料，才能使脏腑、经络四肢百骸，以及筋肉皮毛等组织得到充分的营养，而进行正常的生理活动。反之，若脾的运化水谷精微的功能减退，即称为脾失健运，则机体的消化吸收功能即因之而失常，而出现腹胀、便溏、食欲不振，以致倦怠，消瘦和气血生化不足等病变。

运化水液，也有人称为运化水湿，是指对水液的吸收运转和布散作用，即对被吸收中的水谷精微中的多余水分，能将其及时地转输至肺和肾，通过肺肾的气化功能，化为汗和尿排出体外。因此，脾的运化水液功能健旺，就能防止水液在体内发生不正常停滞，也就能防止湿、痰等病理产物的生成。反之，脾的运化水液功能减退，必然导致水液在体内的停滞，也产生湿、痰等病理产物，甚则导致水肿。

2．脾统血

脾统血是指脾具有统摄血液在经脉中运行，防止其溢出脉外的作用。《难经·四十二难》曰："脾裹血，温五脏"，指出脾具有包裹血液、防止血溢的作用。脾的统血作用是以脾主运化为基础的，脾气健运，气血充足，统摄力强，则血行脉中，而不溢出脉外。故此武之望在《济阴纲目》中说："血生于脾，故曰脾统血。"若脾失健运，脾气亏虚，统摄无力，则致血溢脉外，而见吐血、衄血、便血、尿血、皮肤出血，月经过多，甚或崩漏症。

脾统血与肝藏血是相互关联的。血液之成，源于脾胃；既成之血，藏之于肝，依机体所需而运行诸经。血液之行，以心肺之气为动力，以肝脾之气为约束。脾气健运，血液化生充足，则肝有所藏；肝血充足，行之于经，则脾有所统，二者息息相关，相辅相成。

既然脾胃是"后天之本"、"生化之源"。后天有了脾胃的滋养，人才能长得好、长得美。那我们该如何打好脾胃保护战呢？

1. 神志养脾

我们都有这样的体验，那就是心情不好的时候没胃口，什么都不想吃。中医认为"脾在志为思"，有"思虑伤脾"之说，思虑过多，会影响脾的运化功能而出现食欲不振、脘腹胀闷、头目眩晕等症状。所以脾的保养保健重点在于避免思虑过多，尤其是吃饭的时候不能胡思乱想。

2. 顺时养脾

中医认为"脾与长夏相应"，长夏就是农历六月，雨水较多，湿气重。而脾的特性是喜燥而恶湿，所以长夏时要特别注意预防湿邪侵害人体。这个时间不要淋雨涉水，更不要吃较油腻的食物。

3. 穴位养脾

（1）揉三阴交穴：左手拇指按压右三阴交穴（内踝尖上3寸，胫骨内侧缘后方），左右旋按20次；然后用右手按压左三阴交穴。

（2）按揉天枢穴：两手放于腹部两侧，中指按压天枢穴（脐旁开2寸处），按揉30次。

（3）揉隐白穴：用左手拇指按压右足隐白穴（足大趾甲根部内侧），左右旋按20次；然后用右手拇指按压左足隐白穴。

（4）揉阴陵泉穴：双手扶于双膝，用拇指按压阴陵泉穴（胫骨内侧凹陷处）旋转揉20次。

（5）揉足三里穴：两手拇指按压足三里穴（外膝眼下3寸，胫骨外侧1横指），左右旋转按压30次。

（6）揉公孙穴：用左手拇指按压右足的公孙穴（第一跖骨基底部前下方，赤白肉处），左右旋按20次；然后用右手拇指按压左足公孙穴。

4. 饮食养脾

避免"饮食所伤"，一是饮食没有节制，包括饥饱失常和饮食规律失常；二是饮食偏嗜，包括偏食、过寒或过热、过于肥腻或味大，嗜酒；三是饮食不洁。养脾方法是不要暴饮暴食、过饥过饱，吃饭要定时，饮食清淡，不吸烟酗酒，要讲卫生。

⊙ 肺主气，肺好全身气则通

【气血养生经】 人能够从小到大，茁壮成长；日出而作，日落而息；适应各种环境，而且繁衍后代，美好地度过一生一世；或者疾病缠身，医药不断，这都与心肺功能是否协调息息相关。所以，我们每一个人都必须善待和精心地呵护自己的肺。

人的身体构造的确很神奇又有趣，上面我们已经说过，心是人体的"君主之官"，那么有君就有臣，在心的旁边，也有一位形影不离的好宰相，就是肺。肺与心同居上焦，位高近君，犹如宰辅，故《素问·灵兰秘典论》称之为"相辅之官"。

为什么说肺是"一人之下，万人之上"的宰相？肺为"相辅之官"，是因为肺在调节气血方面有以下三大功能，即肺主气，主肃降，朝百脉。

1. 肺主气

肺主气是指肺具有主管机体之气的出入和管理呼吸运动的功能。肺主气包括肺主呼吸之气和主一身之气两个方面。

(1) 肺主呼吸之气

肺具有主管呼吸运动，以实现体内外自身气体交换的作用。作用正常时，则表现为呼吸均匀，气道通畅，气体出入平衡，其他脏腑才能得到滋养，保证其生理功能的正常。在病理上，若病邪犯肺，则影响其呼吸功能，临床症候出现胸闷、咳嗽、喘促、呼吸不畅等。

(2) 肺主一身之气

肺通过呼吸运动，具有主持和调节全身脏腑组织之气的作用。肺是通过生成宗气而起到主一身之气的作用。作用正常则有使宗气充足，气机通畅，呼吸调和的生理功能。在病理上，若呼吸功能失常，必然影响宗气的生成和气的运动，临床症候为咳嗽喘促，少气不足以息，声低气短，肢倦乏力等。

以上肺主二气虽是互根互用的功能活动，但又都取决于肺的呼吸功能。因为肺的呼吸调和是气的生成和气机调畅的基本条件。若肺呼吸功能失常，必然影响宗气的生成和气的运动，也势必导致肺主一身之气和呼吸之气的作用减弱。若肺的呼吸功能丧失，清气不能吸收，浊气不能排出，新陈代谢难以继续进行，人体生命活动则必然随之终止而死亡。此外脏腑组织之气不足或运行失常，反过来也会影响肺的呼吸功能，而造成呼吸功能异常。

2.肺主宣发、肃降

宣发，即为宣通、布散之意；肃降，即为清肃、洁净和下降之意。

(1) 肺主宣发

肺气具有向上的升宣和向外周布散的生理功能。这种功能体现在以下三个方面：其一是通过肺的气化，使体内浊气不断排出体外；其二是使气血、津液输布至全身，以发挥滋养所有脏腑器官的作用；其三是宣发卫气，调节腠理之开合，通过汗孔将代谢后的津液化为汗液排出体外。在病理上，若肺失宣散，即可出现临床症候如咳嗽、吐痰、喘促胸闷、呼吸困难以及鼻塞、喷嚏和无汗等。

(2) 肺主肃降

肺气具有清肃下降和使呼吸道保持洁净的功能。其生理作用有三：其一吸入自然界清气；二是将肺吸入的清气和由脾转输于肺的津液和水谷精微向下布散；三是肃清肺和呼吸道内的异物，以保持呼吸道洁净。在病理上，若肺的肃降功能失常，临床症候则可出现呼吸短促或表浅、胸闷、咳嗽、咯血等。

以上肺主宣发与肃降是肺的主要生理功能，两者之间存在相辅相成的关系。只有肺气宣降正常，才能使气道通畅，呼吸调和，保持人体内外气体之交换，才能使各脏腑组织获得气、血、津液之温煦滋养，以免遭受水湿痰浊停留之患。在病理上，若肺气失降而使宣发无力，临床症候则咳喘日久而体弱形寒，津气亏虚难以布达体表。

3．肺朝百脉

肺朝百脉也可以说是百脉朝肺，是指全身的血液，都要经过经脉而会聚于肺，通过肺的呼吸运动，进行气体交换，然后再输布至全身的功能。在生理功能上，肺主气，心主血。人体的全身之血脉，均流属于心，虽然心脏的搏动是血液循行的基本动力，而血液能够正常运行，还需依赖肺气的推动和调节。如肺气虚弱，则宗气不足，气机不调，就不能使心脏推动血行，会影响心主血脉的功能，而在临床症候为胸中憋闷，心悸气短，唇舌青紫等。

肺的以上三大功能决定了它在身体中的地位是宰相。宰相的威严自然不可冒犯，冒犯必得报应。

曾有一个很漂亮的女孩子去看病，说她得了一次肺炎后，脸上就生了很多的小痘痘，大便也不通畅了，吃了很多药不见好转。医生仔细一检查，原来她的肺功能受了影响，肺气宣降失常了。吃了点宣肺降气的药，很快小痘痘褪掉，大便也正常了。

为什么小痘痘和大便不通都和肺有关呢？因为中医中有"肺外合皮毛"的道理，《内经》中更明确指出，肺脏病变常常引起皮毛发生焦、悴、夭、败等变化。那么怎样才能养护好我们的肺呢？

1．笑能清肺

中医提出"笑能清肺"，笑能使胸腔扩张，肺活量增大，胸肌伸展，笑能宣发肺气、调节人体气机的升降、消除疲劳、驱除抑郁、解除胸闷、恢复体力，使肺气下降、与肾气相通，并增加食欲。清晨锻炼，若能开怀大笑，可使肺吸入足量的大自然中的"清气"，呼出废气，加快血液循环，从而使心肺气血调和，保持人的情绪稳定。

2．运动健肺

每天坚持跑步、散步、打太极拳、做健身操等运动，以增强体质，提高肺脏的功能和抗病能力。

3．练习腹式呼吸

人的呼吸形式分为胸式呼吸和腹式呼吸两种。平时我们所做的呼吸就是胸式呼吸，但是胸式呼吸不利于肺部的健康，这是因为在胸式呼吸时只有肺的上半部肺泡在工作，占全肺4/5的中下肺叶的肺泡却在"休息"。这样长年累月下去，中下肺叶得不到锻炼，长期废用，易使肺叶老化，进而引发疾病。

腹式深呼吸却可以弥补胸式呼吸的缺陷，是健肺的好方法。所谓腹式呼吸法是指吸气时让腹部凸起，吐气时压缩腹部使之凹入的呼吸法。常做腹式深呼吸运动，可使机体获得充足的氧气，也能满足大脑对氧的需求，使人精力充沛。

需要注意的是，在锻炼腹式深呼吸的初期，切忌急于求成地去追求呼吸的深长细缓，不要过于注意自己的呼吸，以防止出现胸闷气短、呼吸不畅、憋气等不良反应。

4．不吸烟

吸烟有害健康，特别是对肺不好。因此平时要少抽烟，注意作息、保持洁净的居室环境等。

还有一点就是保持周围空气的清新，因为肺的主要生理功能是进行体内外气体交换，吸清呼浊，即吸入阳气，呼出二氧化碳，保证机体对氧的需求，所以日常生活中对于肺的养生保健最重要的是周围空气的清新，所以不管是家里还是单位，多开窗通风，保持干净，不要将垃圾长时间留在屋里。

⊙ 精血同源，肾精充足则气血两旺

【气血养生经】 心属火，肾属水，如果水火不能协调，人体阴阳必然失衡。如果心是皇帝，那么肾就是皇后，皇帝再厉害，也免不了受皇后的管制，这就是水克火。

　　肾是中医藏象学说中的一个重要内容，有"先天之本"之称。医学对肾在人体中的作用极为重视，认为"肾是精神之舍，性命之根"，"人的肾，如同树的根"，比起其他脏器，肾与气血的关系似乎为人们所认知得更普及一些，这源于下面几个比较常见的观点。

1. 精血同源

　　"精血同源"，根据其字面意思理解，就是人体中的精与血是来源于同一个地方的。这个地方是什么呢？它就是我们的肾。

　　之所以说"精血同源"，是因为精和血之间存在着相互滋生和相互转化的关系。首先，血能生精，如《诸病源候论》说："肾藏精，精者，血之所成也。"而精又是化生血液的物质之一。如《张氏医通》说："(肾)精不泄，归精于肝而化清血。"而《侣山堂类辩》则更明确地指出："肾为水脏，主藏精而化血。"即说明肾所藏之精是化生血液的重要物质。另外，肾能藏精生髓，髓则贮存于骨内。西医学认为骨髓是重要的造血器官，这与中医学精血互生理论不无相似之处。精藏于肾，血藏于肝。肾中精气充盛，则肝有所养，血有所充；肝的藏血量充盈，则肾有所藏，精有所养，故又有"精血同源"、"肝肾同源"之说。血液具有营养和滋润全身脏腑组织器官的功能，又是神的物质基础。血在脉中循行，内至五脏六腑，外达皮肉肌腠筋骨，如环无端，运行不息，灌溉周身，无所不及，不断地对全身各脏腑组织器官起着营养和滋润作用，以维持正常的生理活动。血液的营养和滋润功能正常，则可见面色红润，肌肉丰满、壮实，皮肤和毛发润泽而有华，机体感觉和运动灵活自如等等。若血液生成不足或持久损耗，或血的营养和滋润作用减弱，则均可引起全身或局部血虚病理变化，从而出现头昏目花，面色不华或萎黄，毛发干枯，肌肤干燥，肢体或肢端麻木等临床表现。故明代医家张景岳又进一步总括指出："故凡为七窍之灵，为四肢之用，为筋骨之和柔，为肌肉之丰盛，以至滋脏腑，安神魂，润颜色，充营卫，津液得以通行，二阴得以调畅，凡形质所在，无非血之用也。"血又是机体精神活动的主要物质基础。

2．肾主水

《素问·逆调论》称"肾者水脏，主津液"，主要是指肾中精气的气化功能，对于体内津液的输布和排泄，维持体内津液代谢的平衡，起着极为重要的调节作用。在生理状况下，津液的代谢是通过胃的摄入、脾的运化和转输，肺的宣散和肃降，肾的蒸腾气化，以三焦为通道，输送到全身，经过代谢后的津液，则化为汗液、尿液和气排出体外。如果其功能出现异常则可出现尿少、水肿或小便清长尿量增大等各种病理现象。如《素问·水热穴论》说："肾者，胃之关也，关门不利，故聚水而从其类也。上下溢于皮肤，故为胕肿。胕肿者，聚水而生病也。"

3．肾主纳气

《类证治裁·喘症》说："肺为气之主，肾为气之根，肺主出气，肾主纳气，阴阳相交，呼吸乃和。"肾主纳气是指肾有摄纳肺所吸入的清气，防止呼吸表浅的作用，才能保证体内外气体的正常交换。也就是肾脏闭藏作用在呼吸运动中的具体体现，肺吸入的清气必须下达于肾脏，有赖于肾脏的纳气作用，其功能如果出现异常，则可出现呼多吸少动辄气喘的病理现象，即为肾不纳气。

小苗是个爱美的姑娘，可是黑眼圈和眼袋严重影响了她的容貌，让她看起来苍老而憔悴。眼霜换了好几个牌子都不管用，去某美容院，美容师说是睡眠不好造成的。但是小苗天天睡觉，又是冰敷，还用尽了各种美容方法，效果总是不好。

情急之下，她找到了医生，这才知道是肾虚的原因。

肾中精气充足，人的生长发育及生殖功能就正常，就会面色红润、齿固发黑、耳聪目明、记忆力好、性功能正常、身体强健、反应敏捷。要是肾脏虚弱，肾中精气不足，女性就会出现头发稀疏、眼圈发黑、皮肤没有光泽、耳鸣耳聋、视物昏花、腰膝酸软、记忆力下降等症状。所以，我国古代养生和美容都非常重视养"肾"的重要性。作为现代人，我们又该如何守护好我们的"根本"呢？

1．顺时养肾

中医认为"肾应冬气"，肾主封藏精气，与冬季十分相似，所以冬天要特别注意养护肾，防止肾中精气过度消耗。"固精"是我国传统养生方法之一，"固精"就是要节制性生活。性生活不节制，就会耗伤人体肾中精气而致病，出现腰膝酸软、眩晕耳鸣、精神萎靡，男子遗精、阳痿，女子月经不调、带下过多。正常的性生活可以促进激素的分泌，是有益于身体健康的。特别是在冬季更需要注意养肾固精的问题，以保证身体的健康。

2．神志养肾

肾"在志为恐和惊"，有"惊恐伤肾"之说。生活中注意修身养性，调节好自己的心情，使心境平和舒畅。注意道德修养，不做违法之事，光明磊落，就不会有恐惧之感。平时做事不冒险，也就不会受到惊吓。对肾的养生保健有益处。

3．穴位养肾

（1）揉三阴交穴：用拇指稍用力按压两侧三阴交穴（内踝上3寸，胫骨内侧缘后方），左右各旋按20次。

（2）揉涌泉穴：用拇指稍用力按压两侧足底涌泉穴（足底前1/3凹陷处），左右旋按各30次。

（3）揉太溪穴：用拇指稍用力按压左右踝太溪穴（足内踝与跟腱的中点），左右各旋按20次。

（4）揉关元穴：将左手掌放在关元穴（脐下3寸）处，向左右各旋转按揉20次。

（5）**揉腰眼**：站立，双脚与肩同宽，两手按腹部两侧，拇指向前，用中指按至腰眼（第四腰椎棘突下，旁开3寸凹陷处），各旋转按压30次。

（6）**揉命门穴**：以两手掌心上下推揉命门穴（第二、三腰椎棘突间）20次，感觉到局部温热最好。

⊙ 五脏阴阳平衡自检方案

【气血养生经】 如果说生活是一门平衡的艺术，那么生命就是一项平衡的技术。天地万物，都讲究"阴阳"协调。阴阳一旦失调，轻者需要就医吃药，重者则扰乱我们的生命健康。

那天在健身房，小孙和小李因为肌肉问题争个不停，小孙的肌肉结实，有点像运动员的身材。小李则肌肉松弛。小李说："你肯定健身不是一天两天了，才能有如此发达的肌肉。"而小孙则咬定自己是第一次出入健身房的大门，认为自己身体结实是自己五脏协调，脾胃好的表现。因为一个人脾气足，他的肉就结实、不长皱、有弹性。

其实小孙的说法是有一定道理的，五脏好不好，都可以通过体貌特征表现出来，脾主肌肉、四肢，是由于脾的运化水谷精微的功能决定的。脾脏运化水谷精微以营养肌肉，营养充足，则肌肉丰满、结实，四肢强劲、灵活有力；反之，如果脾失健运，营养缺乏，必导致形体消瘦，肌肉萎软、懈怠，皮肤松弛、多皱。因此我们只要留意自己的身体变化，就能知道自己的五脏是否阴阳平衡，并能知道问题出在哪里。

1．肺

（1）肺阴虚症状：两颧骨红赤，潮热盗汗，五心烦热，鼻咽干燥，干咳少痰，声音嘶哑，舌红少津，苔薄或无，脉象细数。

养生原则：养阴清肺。

（2）肺气虚的症状：面色苍白，精神萎靡，咳喘无力，声音低微。自汗多汗，气短懒言，甚则息微，呼吸短浅，凉汗淋漓，舌苔淡薄，脉象虚软。

养生原则：益气固脱，收敛肺气。

2．脾

（1）脾胃阴虚的症状：口干舌燥，齿燥津少，脘腹胀满，或见热痛，心中嘈杂，饥不欲食，干呕欲吐，反胃呃逆，舌质红赤，苔黄而干或光无苔，脉象细数。

养生原则：养阴扶脾，清热益胃。

（2）脾胃气虚的症状：形体消瘦，面色萎黄，气短懒言，倦怠无力，四肢发软，不思饮食，腹胀，唇淡不荣，大便溏泻，内脏下垂，舌质胖大，脉象虚弱。

养生原则：补中益气，健脾养胃。

3．心

（1）心阴血虚症状：形体消瘦，心慌气短，心烦易惊，头昏眼花，健忘失眠，潮热盗汗，五心烦热，舌淡少津，脉象细弱。

养生原则：养阴清热，宁心安神。

（2）心阳气虚症状：面色苍白，心慌气短，心胸憋闷，胸憋背冷，畏寒喜温，自汗多汗，甚则面色惨白，神志恍惚，冷汗淋漓，呼吸短浅，四肢厥冷，舌质淡而胖，舌苔白润，脉象细弱，甚至脉结代，脉律不整。

养生原则：益气扶阳，补心安神。

4．肾

（1）肾阴虚症状：头昏耳鸣，听力减退，牙齿动摇，毛发枯萎，腰脊酸痛，潮热盗汗，口燥咽干，梦遗滑精，舌质红赤，脉象沉细。

养生原则：补肾滋阴，养血固本。

（2）肾阳虚症状：畏寒怕冷，腰膝酸冷，神疲易倦，小便清长，夜尿频多，遗尿失禁，尿后余沥，性欲减退，阳痿早泄，遗精难育，宫寒不孕，舌质淡而胖，脉象虚弱。

养生原则：温肾扶阳，填精补髓。

5．肝

（1）肝阴血虚症状：两肋疼痛，性急易躁，视物不清，眼干涩，肌肉跳动，爪甲枯薄，关节酸软，肢体麻木，舌红而瘦，苔黄少津，脉象弦细。

养生原则：滋阴养血，补肝调肝。

（2）肝阳上亢症状：眩晕耳鸣，头痛且胀，面色潮红，急躁易怒，失眠多梦，每遇恼怒或烦劳则加重，目赤，口苦，尿赤，便秘，舌红苔黄，脉弦或弦数。

养生原则：平肝潜阳，息风清脑。

⊙ 全民适用的脏腑养生基本功

【气血养生经】 中医养生的玄妙之处就在于此，它就像一位拈花含笑的智者，从来不会把简单的事情变得复杂，也不会把复杂的事情想简单。像脏腑顺安这样的大工程，它也能轻松搞定。

脏腑养生事关人命，不可不重视啊。可是脏腑养生是个大工程，既为工程，想必复杂程度不轻。每天还不完的房贷，做不完的工作，我们不可能花"巨资"（时间）来搞这个工程啊。

不必紧张，本书就是专门写给那些有点忙、有点懒又爱健康的"菜鸟"们看的。所以我们为你设计的这项脏腑养生工程一点都不复杂。请看下面的养生小动作，无论你是忙忙碌碌的办公室一族，还是闲来无事的老者，都可以足不出户，轻松养生。

1．咬牙切齿（用上下牙齿有节奏地反复相互叩击的一种自我保健法）

做法：精神放松，口唇微闭；心神合一，默念叩击；先叩臼牙，再叩门牙；轻重交替，节奏有致。终结时，再辅以"赤龙（舌头）搅海，漱津云吞"，效果更佳。

养生原理：经常叩齿，不仅能强肾固精，平衡阴阳，疏通局部气血运动和保持局部经络畅通，从而增强整个机体健康，还可促进口腔、整个牙体及周围组织的健康，增强牙齿的全面抗病能力。

2．勤梳头

做法：最好晨起梳头2～5回，下午再梳头一回，一回以两分钟100次为宜。

养生原理：梳子齿与头发频繁接触产生的电感应，会疏通经脉，促进血液循环，使气血流畅，调节大脑多路神经功能，增强脑细胞的新陈代谢，延缓脑细胞的衰老。

3．常搓脚

做法：每天晚上用热水泡脚15～20分钟后，用大拇指肚搓脚底的涌泉穴（脚心中央凹陷处）。

养生原理：人体健康，在于脚健。涌泉属足少阴肾经，"肾出于涌泉"。经常温浴后搓此穴，可温补肾经，益精填髓，舒筋活络，平衡阴阳，调理五脏六腑。

4．咽唾沫

做法：日咽唾液三百口，使你活到九十九。

养生原理：中医理论认为，唾液在体内化生为精气，为生命须臾不可缺少的物质，具有强肾益脑等作用。

5．撮谷道

做法：撮谷道，就是做收缩肛门的小动作。具体做法为"放松全身，将臀部及大腿用力夹紧，配合收气，舌舔上腭，向上收提肛门，稍闭气，然后慢呼，全身放松"。每天坚持提缩100次，每次1～2分钟，若大便后应延长到2～3分钟，可以促进肛周血液循环，防治静脉瘀血以及由此而引起的内痔、外痔等。

6．揉腹

做法：先用右手大鱼际在胃部按照顺时针方向揉摸120次，然后下移至肚脐周围揉摸120次，再用全手掌揉摸全腹120次，最后逆向重复一遍。

养生原理：中医理论认为，腹为人体"五脏六腑之宫城，阴阳气血之发源"。认为脾胃居中，负责主运化水谷精微和统摄血液来充养敷布全身，令五脏六腑常壮无恙。通过揉腹，可以收到调理脾胃，通和气血，培补元神等功效。

7．扯耳朵

做法：以右手从头上引左耳14下(即用右手绕过头顶向上拉左耳)，再用左手从头上引右耳14下。

养生原理：古人强调肾耳合一，互为作用。西医学认为：耳朵上的**49**个穴位和各部位与体内的五脏六腑以及十二经脉、三百六十五络联系密切。

只要您相信我们的理念，追随我们的步伐，您会发现，养生是一件快乐又温暖的小事。

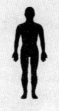

第五章

渠道畅通气血才能正常循行

经络自是仙药田

⊙ 气血是水，经络是渠，渠道不通则气血添堵

【气血养生经】 每一个脏腑都有自己的报警器——经络。我们只要观察一下警铃发自哪条经络，就可以知道是哪个脏腑器官在闹事。所以，人体经络是养生治病的最好捷径。

《天龙八部》中的六脉神剑，西毒欧阳锋逆转的经脉，以及持续热播的《武林外传》中的葵花点穴手，这些颇有噱头的武功真的这么神奇吗？

这些盖世武功绝非欺世盗名，而是建立在神奇的经络之上。

有人说经络是中国的第五大发明，甚至认为认清了经络的实质就可以拿到诺贝尔奖，所以研究经络在东西方掀起了一波又一波的热潮。

关于经络之于人体健康的作用，在2500多年前的《黄帝内经》中就有了系统记载，这本被称为"人体健康圣经"的千年宝书对人体经络的作用推崇备至，如《灵枢·经脉篇》里说："经脉者，所以能决生死，处百病，调虚实，不可不通。"这里的不可不通，即是再三强调人体之经脉必须畅通，经络不通，则疾病丛生。

欢欢是个时尚的美眉，只是自从五年前的那场失恋，就留下了月经不规则的毛病，这么多年，四处求医，中西医结合，除了肌注或口服黄体酮能取得立竿见影的疗效外，其他任何疗法都无济于事，真是难为死医生了。

最近朋友赠了她一张美容体验卡，虽然欢欢对美容从来不感冒，但是鉴于对其中的刮痧项目早有耳闻，她于是抱着试试看的心情去体验。

虽然并没有感觉到丝毫疼痛，但是三个小时的体验下来，背部早就落下一块块黑紫的印痕。

一个星期后，月经正常来临，欢欢欣喜若狂，遂致电为她刮痧的姑娘表示谢意，美容小姐像中学课本里的卖油翁那样不温不火地告诉她："无它，唯经络尔。"

经脉之所以重要，之所以"能决生死，处百病，调虚实"，是因为它是气血运行的渠道。

1．经络是脏腑协调的主要通道

先看"决生死"，就是说经脉的功能正常与否，决定了人的生与死，《灵枢·海论》说："夫十二经脉者，内属于脏腑，外络于肢节。"《灵枢·本脏》说："经脉者，所以行血气而营阴阳，濡筋骨，利关节者也。"这些原文都非常清楚地说明了经络在人的生命活动中所起的重要作用。人之所以成为一个有机的整体，是由于经脉纵横交错，出入表里，贯通上下，内联五脏六腑，外至皮肤肌肉。若没有经络的这种沟通和联系，人体的各组织、器官又靠什么滋养呢？人体气血，贵乎流通，流通才能使脏腑相通，阴阳交贯，内外相通，倘若气血不流通，脏腑之间的各种联系就要发生障碍，疾病即可发生，严重者导致死亡。

2．经络通，处百病

再看"处百病"。这里是说经脉之气运行正常对于疾病的治疗与康复所起的重要作用，大医学家喻嘉言说："凡治病不明脏腑经络，开口动手便错。"《灵枢·九针十二原》里说："通其经脉，调其血气。"上述原文都高度概括地说明了疾病的治疗，病体的康复，都必须从经络入手。众所周知，疼痛是人们患病后最常见的症状之一。究其原因，中医认为是"疼则不通，不通则疼"。只有经脉畅通，才能运行气血；只有气血周流，患者才能得到治疗与康复。

3．经络调虚实

再谈"调虚实"，调是调整，虚实是指证候，不是虚证，就是实证，人们患病后常常用虚实来概括说明症候的性质。中医学认为，"邪气盛则实，精气夺则虚"。实证，即是病邪盛而正气未虚，正邪斗争激烈所表现的证候；虚证，即是正气虚衰，功能减退，抵抗力低下所表现的证候。《灵枢·刺节真邪篇》里说"泻其有余，补其不足"，有余是指实证，不足是指虚证。对实证要用泻法，如胃痉挛的，针刺患者足三里穴，可使胃弛缓；对虚证要用补法，如胃弛缓的，针刺患者足三里穴，可使其收缩加强。当然，由于虚实证不同，尽管都针刺足三里穴，但采用手法不一样，一个用泻法，而另一个用补法。这个例子说明，经络有调整虚实的功能。

总之，保持经络的畅通是非常必要的，此是一条重要的养生原则，要时时处处使自己的经络之气畅通。

可能有人会问，像我们这样的养生"菜鸟"，如何保持经络畅通呢？

具体地说，以下方法有畅通经脉的作用：

一是要运动。因为"动形以达郁"，"动则不衰"，"流水不腐，户枢不蠹"。只有动，气血才能周流全身。

二是常练气功。经常进行气功锻炼者常可体会到真气循经络运行，能感到自身经络的存在。气功中的"周天运转法"、"升降开阖法"就是能使经络之气正常地循经络运行的重要功法。

三是要常吃一些能够理气活血的药物和食物。如陈皮、木香、砂仁、四磨汤、越鞠丸、当归、川芎、桃仁、红花、油菜、黑大豆、慈姑等。

四是要心情愉快。因为"愁忧者，气闭塞而不行"，不管发生了什么不愉快的事情，也要想得开，人们常说的"气死周瑜"不是最能说明问题的例子吗？

⊙ 癌症萌芽在经络里，疏通经络方抗癌

【气血养生经】 敲经络可以预防一切疾病，包括癌症。癌细胞首先长在肉眼看不见的经络上，当病情严重下去，癌细胞就会从经络转到脏腑。在癌细胞扩散之前，疏通经络，废除滋生癌细胞的土壤，癌症是可以治愈的。

癌症在人们的心中就像一个恶魔，一个吞噬人类生命的恶魔。甚至有的人听到这两个字就产生恐惧情绪，求神拜佛希望自己和家人健健康康，千万不要得什么癌症。

"流水不腐，户枢不蠹"。国内某针灸经络研究中心发现一个惊人的现象：肿瘤，不论良性还是恶性都是由长期经络气血淤滞所致。

该研究中心通过技术手段证实，95%以上的癌症患者存在气血淤滞现象。若患者症状好转则其经络气血淤滞现象明显减轻；反之则加重。随之得出"经络气血淤滞与癌症密切相关"的结论。

这一结论是符合人体细胞学说的。正常人体细胞代谢都有规律，旧细胞老了就生产出新细胞。但是当人体经络不通，出现代谢紊乱时，人体就会产生一些老不死的细胞，当人体代谢恢复正常时，人体会生产出巨噬细胞来清理这些变异的产品，重新生产正常的细胞，来修复被破坏的组织。但人体经络若总是处在堵塞状态中，人体代谢系统也会跟着持久紊乱，这些老不死的细胞不能被及时除掉，它们就会很快繁殖起来，形成肿瘤，而且消耗很多能量，直到把人体吸干。

也就是说，癌变的萌芽出在经络里。

既然癌细胞那么可怕，怎样才能防止身体产生癌细胞呢？最好的方法就是改变它存活的土壤，疏通经络。

陆先生是一名化工纤维技术工程师，48岁时，他正处于科技研究事业的高峰。他因为工作紧张，长期饮食不规律引起了胃溃疡，随后被确诊为胃癌。此后，他接受了短暂的化疗治疗后，又投入到工作中。2003年，陆先生发现自己腹胀严重，被确诊为结肠癌。手术时，医生发现，由于肿瘤堵住他的肠道，他的小肠已经胀得比普通人大肠还粗。

双重癌没有压倒他，结肠癌手术后，陆先生积极配合医生的治疗方案，如今，他每天都坚持上山锻炼身体，自己学习中医经络理论。通过按摩、食疗等办法配合西医的治疗，身体一直保持非常好的状态。

为什么疏通经络可以有效抗癌？其理由有以下几点。

1. 疏通经络可以有效控制癌细胞的进一步发展

邪气侵害人体，往往先侵犯经络，当病情严重下去，才会从经络转到脏腑。同样道理，癌细胞初期大多长在经络上，通常这过程很短暂，所以几乎不被人发现，即使发现了，西医也解决不了，因为西医不认为这反常，不认为这是病。而中医则不会放任癌细胞，丝毫病变都逃不过中医的法眼，并通过疏通经络的方法把癌细胞扼杀在萌芽状态，不给它发展的机会。

2. 疏通经络可以废除癌细胞存活的土壤

一旦发现癌症，西医对付癌症的方法是通过手术把癌细胞割掉，但癌细胞很顽固，杀了它一个还有后来人，过不了几年，它又会繁殖起来。只要不把它们存活的土壤废掉，癌细胞是绝对杀不死的。一旦断绝癌细胞赖以存活的土壤，癌症就可以被遏制。例如，治疗时先科学计算出最敏感穴位，通过针刺、灸治、药物等方法使病灶部位与所选取穴位的经络系统由淤滞变通畅，气血则通达全身，发挥其营养脏腑组织器官、修复损伤组织等作用，抑制肿瘤细胞的异常增生，消肿散结，使坚硬的肿块变软缩小。另一方面，淤滞物如气血、痰浊、积水等各种毒素通过经络通道排出体外，从而有效地控制肿瘤的进一步发展。因此，消除经络气血淤滞是攻克肿瘤的关键措施。

3.经络疗法能激活人体免疫潜能

大量的实践和研究证明：人体的抗病潜能可以由特定的刺激，通过经络系统而被激活，这种被激活调动出来的潜能，不但无毒、无副作用，而且针对性很强，其激发的抗病力，与其他疗法形成合力，起到良好的协同作用。经络疗法通过激发人体经络系统中固有的正气，稳固其生命活动的根本，从而提高机体免疫功能，使机体进入一个互为因果的良性免疫循环状态，从而对癌细胞产生巨大的杀伤作用，使癌症患者重新拥有健康。

如果我们在平时多注意敲经络，保持良好的生活习惯以及开朗乐观的生活心态，这些都是遏制癌细胞的"利器"。"正气存内，邪不可干"。只要有正气在体内，癌细胞的邪气就没办法干扰到我们。

⊙ 按摩肝肾经保先天之气

【气血养生经】　在气血运动的经络渠道中，肝经和肾经是两条交通要道。按摩它们，可以保卫人体的先天之气。

通过上一章的内容，我们知道肝肾在气血调养中起着异乎寻常的重要作用，那么，如何利用经络养护好我们的肝肾呢？

我们知道，人体有十二经脉，可是人体经络宛若大树，全身主要经络12条，再加上奇经八脉、360多个穴位，听起来就会让人望而却步、无从下手，难道我们真的要拿着人体经络图逐个盘查吗？当然不用，你只需要找到关键路线和保健点就行，肝经和肾经就是你首先必须掌握的。

一天，赵医生去他新婚不久的朋友家做客，一进门，朋友就向他诉苦。说老婆脾气很坏，像个河东狮一样，动辄就跟他嚷嚷。

赵医生并没有同情他，反而像没听到一样。朋友觉得他特不够意思，冲他抱怨："喂，是不是哥们儿，你怎么就没点同情心呢。"

这样的抱怨赵医生听得多了，每当男性朋友们向他抱怨太太会无缘无故发脾气，他总会劝他们当作一件值得庆幸的好事来坦然接受。因为根据中医理论，很多时候发脾气不是由于修养差、脾气坏，而是不由自主的，是肝火旺，是体内的浊气在作怪。宣泄出来，其实是养生的一种手段。

"老兄，能不能给弟妹支个招让她换种方式发泄啊？"朋友央求他。

方法当然是有的，赵医生教了他一套刮推肝经的手法，让他每天晚上和老婆一起练习。下次再见面的时候，朋友对他的医术佩服得五体投地。

按摩肝经真的如此神奇吗？你只需要看看肝经的循行路线和作用就知道了。

肝经的全称是足厥阴肝经，人体十二经脉之一，循行路线起于足大趾趾甲后丛毛处，沿足背向上至内踝前一寸处（中封穴），向上沿胫骨内缘，在内踝上8寸处交足太阴脾经之后，上行过膝内侧，沿大腿内侧中线进入阴毛中，绕阴器，至小腹，挟胃两旁，属肝，络胆，向上穿过膈肌，分布于胁肋部，沿喉咙的后边，向上进入鼻咽部，上行连接目系出于额，上行与督脉会于头顶部。所以说本经腧穴是气血贯通的大动脉，主治肝胆、妇科、前阴病及经脉循行部位的其他病症。按摩肝经对疏通气血，消除肝火效果明显。

平日里如何按摩肝经进行自我保健？我们教给大家一套简单易行的肝经按摩操：

1．大腿内侧是肝经通过的地方，洗澡时在大腿内侧根部多作按摩，最好顺着大腿往复式推揉。如能忍受疼痛，四指并拢，用第二关节"刮推"效果更明显。

2．此外按摩太冲穴，太冲在脚背大脚趾二脚趾筋的中间，回去用拇指按揉。按要注意方法：

①在筋缝中间；

②按下后要左右拨动里面的筋，会感觉特别酸，但是要坚持；

③最好先热水泡脚再按。

需要注意的是，肝经的气血在丑时最旺，也就是凌晨的1～3点，这时人体的阴气开始下降，阳气开始上升，所以应该安静休息，以顺应自然。建议改在同名经手厥阴心包经旺时按摩，也就是晚上19～21点的时候。

当然，关注健康还要关注我们的先天之本，也就是激活肾经。要想肝源源不断地为我们的后天提供保障，就必须让肾功能正常，也就是让肾经的气血周流通畅。

从哪里着手激活肾经呢？从太溪穴激活。因为太溪穴是肾经的原穴，也就是源头。肾经的原发力、原动力都在这里。

肾经上的每个穴位就像一个多米诺骨牌一样，牵一发而动全身，通过按这个穴位，让它再撞击、再通别的穴位，最后整条经都通了，到最后，您会发现整个身心在不知不觉中全部改善了。

当穴位一个一个地被打通，人体的气血就开始自行调节，身体的哪个部位虚弱了需要特别帮助，气血就会从宽裕的地方赶过来，进行补充。经过这么一个良性循环，气血集中到了太溪穴上，储备的过程就完成了。最后，您要把这些储备好的东西通过涌泉穴来好好利用。因为涌泉穴是通肝的，用在该处，就开始为后天所用了。

同时我们建议大家在揉肾经的时候，最好把心经同时揉一揉，因为心肾是相通的，效果能达到极致。肾经叫足少阴肾经，心经叫手少阴心经，其实它们是一条经：在胳膊上叫心经，属火；在腿上就是肾经，属水。

⊙ 按摩手掌，手心手背藏健康

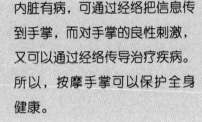

【气血养生经】 内脏有病，可通过经络把信息传到手掌，而对手掌的良性刺激，又可以通过经络传导治疗疾病。所以，按摩手掌可以保护全身健康。

人体内存在着与内脏相连的12条经络，其中6条是以手指为出发点，通过经络使内脏与手掌密切相连。因此，自古就有"手是第二头脑"、"手心是人体之窗"之说。

有位叫张传祥的中医师，今年已经64岁了，由于子女都在北京发展，张老先生退休后来北京继续发挥余热，造福百姓，在一家社区医院做了坐堂医生。无论是对自己的患者还是对自己的子女，张老先生都教育他们，每天无论多忙都要抽出时间来拍打手掌，按摩手掌心，有益于身体健康，一可以益大脑；二可以调节身体功能；三可以延年益寿，减缓衰老，达到返老还童之功效。张医师的话果真正确，他自己就是个例子，64岁的年龄，却有着54岁的体貌，这一点都不夸张。

下面我们给大家介绍一套手疗按摩健身法，供大家选用。手疗法是通过按摩手部特定反射区位，经感觉神经传导至内脏和大脑等器官，以达到防治疾病的独特疗法。因双手一年四季暴露在外，取穴、按摩或针刺不受季节条件限制，具有方便、灵活的优势。

手部反射区	按摩方法	适应证及功效
1．双手十指对压	双手十指用力对压32次	强心醒脑
2．推按头部（大拇指的指腹）：包括大脑、前额、脑垂体、小脑及脑干	双手拇食指对搓32次，然后双手的中食指分别点压拇指腹的中央及拇指关节横纹各16次。明显痛处再点压32次	脑血管意外、高低血压、头疼、头晕、神经衰弱、内分泌失调，糖尿病，预防脑萎缩、痴呆
3．旋按颈项及颈椎区（拇指的根部横纹处）	伸直左手拇指，右手虎口张开握住左手拇指根部向前旋按32次。右手同于左手向前旋按32次。如颈椎有病可重复一遍	颈椎增生、颈部僵硬、颈部酸疼、高血压、落枕、头供血不足，颈、肩、背、臂综合征
4．按搓眼区（手掌食与中指根部横纹一带区域）及耳区（无名指与小指的根部横纹一带区域）	用拇指先分别按压左右手眼耳反射区，如有痛点要先点压32次，然后双手十指交叉。压在手指的基底处。掌根并拢一松一紧压按32次。最后十指交叉对搓食中无名及小指指根侧32次	结膜炎，角膜炎，近视，老花，白内障，青光眼，眼底出血等眼疾。耳炎、耳鸣、重听等各种耳疾及鼻咽癌
5．推按肺区（手掌食指中部至小指的根部横纹下方约一指处的一横行带状区域）。支气管区（自肺区开始到中指第一关节处的一个分支）	在左手食指下用右手拇指向小指方向推搓32次，右手用同法推搓32次。在左手中指下的肺区用右手向上推至中指第一关节横纹处32次，右手用同法向上推搓32次。病重者可重复一二遍	肺部及支气管疾患，如：肺炎、支气管炎、感冒、咳喘、肺结核、肺气肿、胸闷、便秘、皮肤病等

手部反射区	按摩方法	适应证及功效
6. 推按左手心区(左手第四五掌关节之间、肺区稍下方、掌面上半部一竖向带状区域)。右手肝区(与左手的位置相同)	心区在左手第四五掌骨间,用右手拇指自左手掌中部(小指一侧)向第四五手指交叉方向搓压8~16次。右手肝区同法8~16次	心绞痛、心肌梗死或心力衰竭的恢复期、心律不齐、心脏缺损及循环系统疾病。肝炎、肝硬化、肝肿大、肝功能失调等
7. 刮按胃肠区(掌面手心下方与拇指大鱼际交界处的胃与肠区,生命线处)	用右手食指中指握拳,在左手掌大鱼际内侧,自食与中指根部向掌根方向刮搓32次。右手同法32次。脾胃病者重复一二遍	贫血、皮肤病、食欲不振、消化不良、发烧等
8. 拍击生殖区(近手掌根部中央一横向区域)	双手掌腕横纹之根部互相拍击32次。便秘者重复二遍	胃炎、胃下垂、胃痛、胃胀、反酸、恶心、呕吐等
9. 手背全息反射区(穴位群),手握空拳时第二掌骨桡侧穴位。自第二掌指关节基部桡侧至与拇指第一掌骨尺侧交接处:分别是,头、颈、上肢、肺、心、肝、胃、十二指肠、肾、腰、下腹、腿足共十二个穴位	右手食指至小指四个手指顶住左手背第二掌骨桡侧穴位群用力转揉32次,同法用左手转揉右手背的反射区32次。此法痛点较敏感,在痛点处顺时针转揉36次,再逆转24次,重复几遍有治病效果	便秘、痔疮、膀胱尿道炎症、妇科病及男科疾患。各穴位相对应的疾患
10. 推按内耳迷路区(在手背四与五指下掌骨缝中间)	在左手背四与五指下掌骨缝中间。用右手拇指端斜扣向前推按32次,右手同法。高血压病重复做	调整血压、眩晕、晕车船等

手部反射区	按摩方法	适应证及功效
11. 淋巴腺免疫区，在手背腕横纹左右两个凹处	右手拇、食指握住左手腕向前旋搓32次，右手同	提高全身免疫功能。腿、踝痛
12. 推按胸膈区（手背正中一横向长条区域），胸腹区（手背正中与胸膈交叉一竖向区域）、腰腿区（手背胸腹区下面一横向区域）	右手掌根自左手背指根开始向左手背腕横纹处大力推搓32次，右手同	胸闷、呃逆、胸肋痛，膈肌痉挛，乳腺病、腹胀、胃肠病、腰腿病
13. 拍击双手手掌及手背	双手掌互拍200次，再先左后右互拍手背各50次	进一步激活手三阴三阳经，促使经络气血通畅

备注：手部有40多个较明显的穴位与反射区经常按揉可防治部分疾病。

实践证明：

1. 冠心病突发、无急救药时，可速推按6左手心区十几次，即可缓解病情。

2. 胃部突不适时，可立即用右手食与中指刮擦7左手的胃肠区几十次、并同时读"六字诀"的"呼"字二十几次，效果很明显。

3. 如厕时便秘的，可按照8，双手掌根互拍击几十次也有一定效果。

4. 高血压者，如每天坚持推按10内耳迷路区两遍、每遍50～60次、降压效果明显。

⊙ 打通胃经，强大气血的绿色通道

【气血养生经】 如果您活着不仅仅追求生命的长度，更追求生活的质量，您一定要记得打通您的胃经，因为它是多气多血的关键。

很多人都知道肾脏功能的重要，想尽各种办法来补肾，以益寿延年、永葆青春。但人们很遗憾地发现，肾脏易衰而难补，一般人很难分清体质的虚实寒热，把握不好体质把握不好养生方法的火候，很容易弄巧成拙。那么，除此之外，有没有更简单安全的方法可以达到补肾强身的目的呢？

有！我们可以采取曲线救国的方式，借助自身一条不易枯竭的经络——胃经来实现。

脾胃为人体的后天之本，后天的营养给人气血以持续地供应。我们每天都要吃饭，所以胃是人体最活跃的器官，也是人体气血最容易会聚的地方。但气血总是随进随出，并没有真正地保存下来。如果您要想健壮，想长寿不衰，那就需要有足够的气血储备才能实现。而打通后天之本的胃经，就可以补足先天之本的"肾精"。《黄帝内经》中有一句至关重要的话，就是在告诉我们这条胃经的重要性，那就是"痿症独取阳明"。阳明在这里正是指胃经。后人对"独取"多有歧义，有人认为应该泄胃火，有人认为应该补脾胃。实际上，只要打通胃经，补泄的事情身体自会处理得很完美，无须外力画蛇添足。那什么是"痿症"呢？就像花枯萎了一样，人的气血不足了，血液流不到它该流的地方，脏腑、肢体、肌肉、筋脉自然就萎缩了。所以，要想保持青春常驻，我们一定要在胃经上多费些工夫。

小王是位小有名气的编剧，现在已经35岁，是个独身主义者。由于多年来一直坚持跳舞，所以她看上去还很年轻。可是国庆六十周年前夕，小王应邀编写一个抗日题材的电影剧本，几乎每天都要熬夜到凌晨两三点。

由于一门心思投身创作，外貌的变化并没有引起小王的关注，可是剧本完成后的庆功宴上，闺密告诉她现在的气色很差，这么多年来第一次看到她的苍老。

闺密的忠告引起了小王的重视，她迅速调整了自己的生活方式，每天十一点之前入睡，每天练习一个半小时的舞蹈，而且学会了一套打通胃经的方法——在腿部给整条胃经刮痧。小王又恢复了原来的好气色了。

很多人对美容之道有误区，更认为胃经与己无关。其实，世上并没有单纯的美容方，美容的目的首先是要保持年轻，而要保持年轻必须身体健康，要身体健康，自然气血要充足，要气血充足就非得让胃经通畅不可。

那如何让胃经通畅呢？知道了原理，方法完全可以自己创造，比如推按腹部胃经(尤其是腹直肌部分)、敲打大小腿上的胃经、在胃经路线上拔罐刮痧，以及练武术的基本动作——蹲裆骑马式、跪膝后仰头着地等，都是打通胃经的方便之法。哪种方法用着习惯，适合自己，就可以确定下来，坚持练习。

⊙ 揉脾经，用好脾经上的调养气血大药

脾经，全称为足太阴脾经，起于足大趾末端(隐白)，沿着大趾内侧赤白肉际经过大趾本节后的第1跖趾关节后面，上行至内踝前面，再上小腿，沿着胫骨后面交出足厥阴经的前面，经膝股部内侧前缘，进入腹部，属于脾脏，联络胃，通过横膈上行，挟咽部两旁，分散于舌下。共有21个穴位，主要穴位有：公孙、三阴交、阴陵泉、血海、大包等，大包为"脾之大络"。

由于在中医理论当中，脾的功能非常强大，被称为后天之本、气血生化之源。所以，运用经络健脾法就可以迅速增强人体的气血，为防病治病储备最大的能量。最简单的经络健脾法就是揉脾经。

肖先生是位出租车司机，每天上完班回到家，觉得腿肚子酸麻胀痛，放到哪儿都不合适。老婆看在眼里，疼在心里，就不停地打听有没有缓解丈夫腿部酸胀的好方法，后来听人说多揉漏谷穴很有用，于是她就买了一幅人体经络穴位图挂在墙上，早上丈夫吃过早饭，她就按图索骥，仔细按摩，非常见效，当天晚上丈夫回到家时，腿就不酸了。

（注：上午9点到11点是脾经气血最旺的时候，这时候点揉效果最好。）

脾经上的穴位都是帮助血液循环的，能把新鲜血液引到病灶上去，除了上述案例中的漏谷穴以外，脾经上还有几个非常神奇的穴位值得大家掌握，

下面我们从下到上一一解说：

1. 隐白穴

脾经的循行是从脚到胸，隐白穴是其第一个穴位，它在大脚趾趾甲旁约0.1寸的位置。隐白穴最主要的功效是止血，对各种出血症状都能有效缓解。

刺激隐白穴，通常是用艾灸的方法，就是拿一个艾条点燃，灸这个穴位。如果没有艾条，也可以用一根香烟来代替，同样有止血的效果。

这个穴位不太好找，因为它特别小，通常要用指甲掐一掐才能掐到这个穴。用指甲尖点它，或者找个细一点的按摩棒来点按，效果都很好。

2．大都穴

从隐白穴往上，大脚趾根的位置就是大都穴。

大都穴对于老年人来讲特别重要，因为这是一个补钙的要穴。按摩大都穴，可以促进钙的吸收。

大都穴除了可以补钙之外，还能治疗肌肉萎缩、骨质疏松、腰腿痛。当然，这些症状也都是因为缺钙引起的，所以您只要记住大都穴是一个补钙的要穴就行了。另外，有颈椎病的人也要经常揉一揉大都穴，再在这个穴的旁边找一找最痛的点去揉，这样珠联璧合地配合起来治疗，效果就会更好。

3．太白穴

太白穴在足内侧缘，当第一跖骨小头后下方凹陷处。

太白穴是脾经的原穴，健脾补脾的效果比其他穴位都强。

很多朋友都存在脾虚的症状，比如，夜里睡觉老流口水；舌头两边有齿痕；吃完东西不一会儿就腹胀，消化不良；手脚冰凉，血液循环不到末梢；女性崩漏，月经淋漓不尽，不能收摄；因为气血上不到头部而头晕等等。这些症状都是脾的运化能力差造成的。

尽管脾虚的症状有很多，但多揉太白穴全都可以防治。因为它是原穴，是主管脾经上各个问题的。揉太白穴有个方法，就是用大拇指的内侧多硌它，这样健脾的效果才好。

另外，揉太白穴还可以调节血糖，治糖尿病。

4．公孙穴

从太白穴往上1寸就是公孙穴。公孙穴的功能非常强大，既可以调动脾脏、脾经的运血能力，把血液输送到全身去，是一个疏散点、一个枢纽；又可以帮助调节身体上由于气血淤滞造成的各种症状，综合起来，就是通气、活血、解瘀。

如果您有妇科方面的问题，请每天揉揉公孙穴。另外，公孙穴可以抑制胃酸，如果您出现反酸水的情况，赶紧揉一下公孙穴，很快就会好转。

公孙穴还可以增加小肠蠕动，增强消化能力，如果吃完东西不消化，也要赶紧揉揉它，很快就会往下运化了。

5．商丘穴

在内踝骨的前缘偏下一点，就是商丘穴。该穴正好对应于足底反射区中的下身淋巴反射区，因此可以治疗各种炎症。如膀胱炎、尿道炎、盆腔炎等。我们一定要多揉揉商丘穴，把气血引下来。

6．三阴交穴

三阴交穴在脚内踝上3寸，也就是四横指的地方。"三阴交"就是肝、肾、脾3条阴经交会的点，所以这一个穴位就可以治3条经上的病症，真可谓一穴多用。

三阴交穴还是妇科病的通治要穴。无论妇科问题是发生在附件、子宫、卵巢还是乳腺，都可以用三阴交穴来治，而且有病时按揉该穴会非常痛、非常敏感。每天多揉揉三阴交穴，就可以解决这些问题。

按三阴交穴还可以缓解痛经。

7．漏谷穴

从三阴交穴贴着脚骨内侧下缘往上3寸，就是漏谷穴。漏谷是谷子漏出来的意思，也就是吃下肚的东西，没能得到很好消化，营养没吸收，又排出来了，这叫做"完谷不化"，而多揉漏谷穴就可以治疗。

8．地机穴

贴着胫骨往上走，与腿肚子上的最高点正对着的地方就是地机穴。"地机"就是大地充满生机的意思。因为脾属土，土属大地，而且人体的后天之本都靠脾胃来供应，所以揉地机穴可以增强整个肠胃的运化功能。

地机穴对胰腺很有帮助，像慢性胰腺炎、糖尿病都可以通过揉地机穴来防治。

9. 阴陵泉穴

顺着胫骨一直往上，捋到膝窝下卡住了、捋不动了，那个地方就是阴陵泉穴。该穴是一个祛湿的要穴，而人体湿气大都容易滋生细菌，引起水肿以及各种炎症，包括皮炎、皮疹等。另外，脾是生痰之源，是管湿气的，如果湿气多了运化不出去，就会变成痰饮。所以，要从根本上解决生痰的问题就要健脾，而每天坚持多揉阴陵泉穴就好。

10. 大包穴

大包穴是脾经的最后一个穴，在肋骨这块儿腋窝直下6寸处。"大包"就是大包大揽的意思，比如急性腰扭伤、急性脖子扭伤、急性肋间神经痛，大包穴都能治。

脾经还有好多穴位都在肚子上，它们通常都在人体中线旁开4寸的位置上，通过推腹法，可以进行腹部脾经穴位按摩，如果这个位置上有痛点，您就知道是脾经上的问题了。

⊙ 补气养血必须记住的七大关键穴位

【气血养生经】 穴位是经络上的一个气血反应敏感的点。它可以反映该经络气血循行的状态，而且气血容易积聚于此点。当气血不畅通时，点压经络上的某穴，即可出现酸、胀、麻、疼的感觉。因此，通过按摩刺激经络穴位，就能有效地改善体内的气血循环。

或许你早已知道自古以来中医穴位按摩、针灸等便是中医治病的重要手段，中医以其独特的思维方式来解释按摩、针灸治疗的效果，那你知道人体一些重要穴位分布在哪儿？中医最看重哪几个穴位吗？

让我们来告诉你补气养血最该记住的7个穴位。

1. 阳陵泉穴——胆经气血会师处

阳陵泉穴为足少阳胆经要穴，胆经的地部水湿在此大量气化，为胆经气血会合之处。该穴有降浊除湿之功，主治腰痛、膝肿痛、胁肋痛、脚麻痹、消化不良、口苦、呕吐、膝关节炎、抽筋、下肢麻痹、腰腿疲劳、胃溃疡、坐骨神经痛、胆囊炎、高血压、遗尿等。

取穴方法：寻找阳陵泉穴可能要稍微费些力气，屈膝90°，在膝盖外侧有两个凸起，前上方为胫骨小头，后方偏下的为腓骨小头，将两点连线做一个直角三角形，第三点便为阳陵泉穴的位置。

运用手法：用拇指用力按住它，其余四指并拢托住腿肚，用力按揉3分钟；也可用艾条灸10分钟，以皮肤微热发红为止。

2．阴陵泉穴——脾水运化大本营

膝下内侧阴陵泉穴，足太阴脾经上的重要穴位之一，脾经地部经水及脾土物质混合物在此聚合堆积。本穴主脾水运化、清热利湿，主治腹胀、腹痛、腹泻、腹水肿、黄疸、小便不利、尿不尽、膝盖疼痛、食欲不振、腰腿痛、眩晕、糖尿病、遗精、阳痿、月经不调、痛经、附件炎等。

取穴方法：取该穴道的时候，患者应采用正坐或仰卧的取穴姿势，阴陵泉穴位于小腿内侧，膝下胫骨内侧凹陷中，与阳陵泉穴相对。

运用手法：每次按摩100～160下左右，每日早晚按摩一次，两腿都需按摩，一般按摩两周见效。

3．血海穴——治疗血证的要穴

血海穴，属足太阴脾经，是脾经所生之血的聚集之处，是生血和活血化瘀的重要穴位，为治疗血证的要穴。此穴具有活血化瘀、补血养血、引血归经之功。主治月经不调、痛经、闭经、产后酸痛、风疹、湿疹、睾丸炎、荨麻疹、皮肤瘙痒、神经性皮炎、贫血、下肢内侧及膝关节疼痛等。

笑笑今年29岁，她自己也没有注意到从什么时候开始，下眼睑长起了黄褐斑，一开始颜色很浅，她并没有注意，以为是休息不够的缘故。可没想到几个月过去了，颜色越来越深，每次和朋友相见，大家老远就替她担心："啊？你的皮肤不如从前了，怎么长斑了啊？"黄褐斑于是就成了笑笑的心病，去做美容，连美容院的专家都说黄褐斑一直是困扰女性面部美观的一个难以攻克的美容话题，她们也没有非常有效的法子。

笑笑苦闷极了，每天照着镜子唉声叹气，一天，她百无聊赖地在网上闲逛，突然在一个网友的空间里发现一个驱除黄褐斑的良方——按摩血海穴，称其病因多为火郁孙络血分或肺经风热所致，而按摩血海穴可以快速疏通气血，让斑点在无形中"化为乌有"。反正做起来很简单，而且绝对安全，笑笑就开始了她的血海穴按摩法，每天都按摩，像个小学生一样认真，终于皇天不负有心人，一个月下来，丈夫说她脸上的斑点不戴眼镜是看不到了，笑笑心中窃喜，坚持到现在，即使用放大镜也看不到了。

下面我们把血海穴的按摩方法教给大家。

取穴方法：位置很好找，用掌心盖住膝盖骨（右掌按左膝，左掌按右膝），五指朝上，手掌自然张开，大拇指端下面便是此穴位。

运用手法：每天午饭前点揉两侧血海穴约3分钟，力度不宜太大，能感到穴位处有酸胀感即可，要以轻柔为原则。

4．梁丘穴——胃经气血的调控器

梁丘穴，足阳明胃经上要穴，围堵由阴市穴下传的地部经水，并向下排泄。本穴有约束并屯积胃经经水功用，能最快地调节胃经气血的有余与不足状态，可治疗胃痉挛、急性胃痛、乳腺炎、膝关节肿痛、下肢不遂、腹泻等病况。

取穴方法：伸展膝盖用力时，筋肉凸出处的凹洼；从膝盖骨右端，约三个手指左右的上方也是该穴。

运用手法：将拇指指腹定于梁丘穴上，施于按揉手法，力量要由轻渐重，时间为10～15分钟。

5．列缺穴——补肺益肾的关键穴

此穴位于三经交会处，因此不仅对于肺经，还对大肠经和任脉的经气都具有调节作用。很多时候，我们会因为偶感风寒而引起难以名状的头痛，这时就可以通过按揉列缺穴来疏风解表，还可以结合热毛巾敷额头的方式一起进行。

列缺穴补肺益肾的功效还来源于其与任脉连接，任脉本身就是"阳脉之海"，可以补肺肾之阴虚。因此，列缺穴也沿袭了任脉的作用，对于肾阴不足引起的糖尿病、耳鸣、眼睛干涩等症有很好的调节作用。

取穴方法：两手虎口交叉相握，这时左手食指是在右腕的背部，而食指尖下就是列缺穴。

运用手法：主要是弹拨。弹拨的手法是在穴位或部位做横向推搓揉动，使肌肉、肌腱来回移动，以有酸胀等感觉为佳。平时感到脖子不适，发现脖子僵硬疼痛，就可以拨动列缺穴，不适感就会迅速减轻。信手拈来，您也会爱上这种随手是药的感觉。

按摩列缺穴时，双手宜轻握拳，拳心向上，轻放桌上，然后如法或按或掐或揉。按摩时该穴会有酸胀或疼痛感，以酸胀感为好。

6．内关穴——保健心脏的要穴

内关穴有宁心安神、理气止痛等作用，因此经常成为中医医治心脏系统疾病以及胃肠不适等病症的首选大穴。

取穴方法：伸开手臂，掌心向上。然后握拳并抬起手腕，可以看到手臂中间有两条筋，内关穴就在离手腕第一横纹上两寸的两条筋之间。

运用手法：因为内关穴十分好找，所以可以作为日常按揉的穴位，无论是走路还是闭目养神，都可以操作，对于调节心律失常有良好作用。需要注意的是，按揉此穴不必太大力气，稍微有酸胀感即可。

7．解溪穴——改善脑部供血不足的要穴

本穴为胃经地部经水的外散之处，为胃经经水的输配枢纽，由本穴回流胃经的经水多少能较快地改变胃经的火热性状，故而本穴属火。

解溪穴在脚腕上。"溪"是溪流之意，人体里的溪流就是血液。"解溪"就是把腿上的血运到脚上去，打开一个通道。所以说解溪穴是一个让人全身放松的要穴。解溪穴对老年人尤为重要，它除了能让人放松之外，还是一个治疗脑供血不足的要穴。

取穴方法：解溪穴就在平时系鞋带的那个位置，也就是脚腕和脚背交接的地方。您先用大拇指按这儿，然后一抬脚尖，马上有个硬筋把您的手弹开了，硬筋旁边的窝就是解溪穴。

运用手法：有人说解溪穴这个窝太深，揉的时候挺费劲，不好着力。我有两个偷懒的方法，一是脚跷一下，二是转脚腕，两个方法都可以活动到解溪穴，而且转脚腕本身就会让人非常放松。

⊙ 经穴疗法使用须知

【气血养生经】 按摩穴位必须找对地方，遵循一定的手法，并且不能触犯禁忌，否则有害无益。

穴位按摩早已融入人们的生活。按摩经络穴位，是项技术活，也可以说是把双刃剑，找对了地方，手法适当，可以益寿延年，如果一窍不通或者一知半解胡乱摆弄，往往会弄巧成拙。

自从上次体检查出脂肪肝之后，36岁的孙先生就比较注意养生了，最近搭乘了"经络养生"的快车，每周末都要光临盲人按摩中心。

孙先生是位老烟民了，边按摩边抽烟，不失为人间一大乐事，孙先生思忖着。可是按摩师却打破了他的美梦。告诉他说："治疗前请勿抽烟。香烟中含有致命的毒物。如果在进行穴位治疗前抽烟，尼古丁一旦进入体内，就会造成交感神经紧张，血管收缩，血液循环不畅通，影响疗效。"

孙先生越想越害怕，吸烟的危害性在他脑海里无限膨胀起来，他决定从此告别享受香烟的日子。

如果没有按摩师的温馨叮咛，孙先生的保健行为收到的恐怕不是"效果"，而是"后果"吧。所以，我们有必要将经穴疗法的注意事项给大家讲一遍。

1．如何找准穴位

好比走亲戚，最重要的，就是找对地方。在这里，我们介绍一些任何人都能够使用的最简单的找穴道的诀窍。

其实，找穴位，除了记分寸以外，跟着感觉走就行了。身体有异常，穴位上便会出现各种反应，这些反应包括：

压痛：用手一压，会有痛感；

硬结：用手指触摸，有硬结；

感觉敏感：稍微一刺激，皮肤便会很痒；

色素沉淀：出现黑痣、斑点；

温度变化：和周围皮肤有温度差，比如发凉或者发烫。

在找穴位之前，先压压、捏捏皮肤看看，如果有以上反应，那就说明找对地方了。

2．如何掌握指法技巧

在家庭中能进行的穴道刺激中，最普遍的就是指压。不要小看你的手指头，它也蕴藏着很多玄机呢。

指压的第一个诀窍是利用容易施力的大拇指，或食指、中指，用指腹按压，可以加重压力，而且长时间按压也不觉得疲倦。

还有一个诀窍，就是按压的补泄之分。有慢性病或者长期营养不良的人往往身体虚弱，这是要予以轻刺激，温柔一点，称为补法，即补充能量，使器官恢复到正常水平；当某些患者神经亢奋、疼痛较强时，要予以重压，称为泄法，即抑制过高能量的刺激法。总的来说，每次按压3～5秒，中间间隔2～3秒，重复3～5次，效果最好。

3．学会控制呼吸

穴道疗法最容易忽视的就是呼吸。似乎很少有人知道，呼气时刺激经络和穴位，传导效果更佳。这是因为吸气时肌肉收缩僵硬，这时刺激穴位不太会传达。而吐气时，肌肉松弛而柔软，此时给刺激，不仅痛感少，并且传导佳。

4．学会利用身边的器物

把五六支牙签用橡皮条绑好，以尖端部分连续扎刺等方式刺激穴道。刺激过强时，则用圆头部分，此法可期待出现和针灸疗法相同的效果。

不喜欢针灸的朋友，可以用吹风机的暖风对准穴道吹，借以刺激穴道。这算是温灸的一种。

体质虚弱的孩子，肌肤较容易过敏，再小的刺激往往也受不了，此时可利用旧牙刷以按摩的方式来刺激穴道。

　　以手指作按压的时候，想省劲一些的话，可以用圆珠笔替代，方法是用圆珠笔头压住穴道，此法压住穴道部分的面积广，刺激较缓和。

　　脊椎骨的两侧有许多重要的穴道，可惜的是，自己无法好好地刺激它们。如果有软式棒球，即可轻易地达成目的。仰卧、将球放在背部穴道的位置，借助身体的重量和软式棒球适度的弹性，穴道可获得充分刺激。

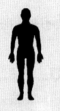

第六章

气血流畅靠温暖

温度适宜身体才能如沐春风

⊙ 温暖是养护气血的第一良方

【气血养生经】 使血液能流动起来的动力是温度，它使血液在我们全身循环不息，维持着各脏器的生理活动，让生命获得保障。

太阳系里那么多行星，为什么只有地球上有生物生长呢？其中一个重要的原因就是因为地球上温度适宜。地球离太阳的距离不远不近，有着常年平均17℃的温度，给万物生长提供了最好的生长条件。适宜的温度使地球上的冰块融化成充满活力、滋养着万物的水；又使水变成了蒸气，使空气更加清新、滋润，孕育着生命。

气血在体内的正常运行也需要合适的温度，温度过低，血液流速减慢，就出现滞涩、淤堵，当温度进一步降低，气血运行不畅，血液就会凝固，生命就会画上休止符。

忍不住兴奋尖叫，全世界大人小孩为之疯狂的13岁小男孩哈利·波特，曾经顶着一头乱发，闪着聪慧的眼睛跳上大屏幕，引领读者亲临奇幻诡谲的魔法世界。

尽管拥有强大的魔法潜能，勇敢的哈利·波特也抵挡不住凛冽刺骨的寒冬，瘦小的他不但会在半夜闹胃疼，还经常走到气喘吁吁，但双手双脚却异常冰冷。

原来，即便威风如哈利·波特，也依然抵挡不住低温之冷！当您明白了这一点，您就可以想象温度与人体气血盛衰之间是怎样一种关系，对生命也就有了更全面的认识。

而这时再去看中医对气的解释，就发现温度的作用与中医所说的"气"非常相似，中医所说的气是由先天之精气、水谷之精气和吸入的自然界清气所组成，而其中的先天之精气、水谷之精气都能用温度轻易解释。

先天之精气其实代表的是先天之本的"肾"。肾为一身之阳，就像人体内的一团火，温煦、照耀着全身。小孩子之所以被称为"纯阳之体"，就是因为肾气足，肾气足就说明火力旺，代谢旺盛，总是处于生长、发育的状态，而随着年龄的增长，肾气渐衰，体温就偏低，火力不足，循环代谢也就减慢了，身体逐渐衰弱。正如《黄帝内经》所说："阳气者，若天与日，失其所，则折寿而不彰。"意思是说："阳气就好像天上的太阳一样，给大自然以光明和温暖，如果失去了它，万物便不得生存。人体若没有阳气，体内就失去了新陈代谢的活力，一片黑暗，这样，生命就要停止。"

对于肾脏，怎么温暖都不够，也就是说，肾的阳气怎么高都不为过。中医里永远只存在着补，从没有泄的说法。不能给肾脏撤火，更不能灭火，只有通过不断地、适度地添加燃料，才能让肾火烧得长久而旺盛。

而补气就是给肾保暖、升温、去寒，气血充足就是身体内血液的量足、质优、肾气足、基础体温偏高、各脏器功能正常，代谢旺盛、血脉畅通；气血两亏就是身体内血液的量少、质劣、肾气虚、基础体温低、各脏器功能低下、代谢缓慢、血脉运行不畅。

所以，补气的目的就是让身体保持适宜的温度，再加上宗气，也就是人在大自然中吸入的新鲜空气。这样人才能鲜活地立于天地之间。

⊙ 百病寒为先，远离寒湿才健康

【气血养生经】 "生死符"是金庸笔下武林高手天山童姥所使用的利器，江湖人称"天下第一暗器"。中了"生死符"，可是要满地打滚的。其实，这么厉害的暗器它的玄机就是我们常常所说的"着凉了，着凉了"。

　　说起一年四季，我们自然记起"春有百花秋有月，夏有凉风冬有雪"的诗句，是啊，一年当中，春夏秋冬，寒来暑往，寒凉之气实为平常事，可是，它给人体带来的祸患则无穷。

　　传统中医通常有六症之说，即寒、热、温、凉、虚、实。又有"万恶淫为首，百病寒为先"的说法，由此可见寒气对人体的伤害性，然而，人的身体却经常受到寒气的侵袭，通常身体感觉到冷了，就是寒气上身了，更不用说空调的侵害了、日积月累几十年，体内的寒气积累到一定的程度，就会危害你的健康。

　　如果您是位要风度不要温度的先生，或是位爱美丽忽略身体的女士，下面这一幕场景您应该不会感到陌生：

　　一天，一位穿露脐装、喊肚子疼的女孩去看医生，进去就对医生诉苦道："大夫，我肚子疼了好几天了，一开始以为是吃错什么东西了，我就从小药箱里翻出治疗肠胃的药，可是吃了几天却不见好转。怎么回事呢？"

　　看了看女孩这身装束，询问了她的病史，原来，入夏以来，她一直这么穿，办公室有空调。听了她的陈述，医生非常肯定地告诉她："你这病不是吃出来的，而是穿出来的。"

　　女孩很纳闷，甚至怀疑医生的身份，她疑惑不解地问："穿衣服还能穿出病来？"

　　医生自信地告诉她："肚子痛是穿露脐装受风寒所致，是冻出来的病。"

　　因为肚脐位于"神阙穴"，是人体对外界抵抗力最薄弱部位，穿露脐装出入有空调的场所，容易受冷热的刺激引起胃肠功能紊乱，导致呕吐、腹痛、腹泻等胃肠系统疾病。

　　医生没有给她开药，只建议她回家穿件长点儿的衣服，女孩谢过医生，忙不迭地回去换衣服了……

　　或许有人会辩驳：照您这么说，人体岂不是很脆弱？

　　也未必！一般情况下，寒气进入人体后，如果所承受的寒气分量不多，同时气血充足经络畅通，则很快，身体会将寒气从表皮受寒的部位运送到排泄通道，鼻腔是最主要的通道之一，透过一两个喷嚏就排出体外。但是如果受寒的面积很大，或寒气长期积累，这时人体必须消耗大量的能量来驱除寒气，身体必将产生大量的"寒毒"（变质的体液），影响气血在体内的运行，就会生病。

　　除了常见的感冒发烧，寒气过重气血受阻还会导致疼痛。寒冷会加速神经血管收缩，引起内脏器官痉挛，像是胃痛、腹痛或是生理痛等。

　　风寒也伤脾胃，容易造成肠胃胀气，消化不良。很多肠胃疾病都是因寒而生，肠胃就是中医所讲的"脾"，负责掌管全身血流供应，如果肠胃功能不好，吸收能力差，食物营养便无法化成足够血液提供身体所需，末梢血液循环自然变差。

　　寒气积累在肌肉里，时间长了，你就会觉得肌肉僵直、腰酸背痛、形成肩周炎（通常又叫五十肩、冻结肩）、关节炎。

　　寒气积累到一定的程度，就侵入到经络，造成气滞血瘀，就会影响到气血的运行，其实这就是中医理论上的亏虚，能够诱发反反复复难以治愈的各种病症。比如寒气在身体中过久，或更大量的寒气侵入时，会逐渐转移到肺脏，形成中医所说的肺虚现象，所谓肺虚就是肺的寒气太多导致肺功能逐渐减弱。在人体中，肺脏除了担负我们所熟知的呼吸功能之外，还是身体分布水分到各个部位的主要机构。当寒气侵入肺脏时，肺脏的能力即随之下降，身体吸收及处理水分的能力也就跟着下降。这时大多数的水分一进入人体即排出体外，感觉一喝水就想上厕所，小便也多数呈现清澈无味的样子。由于水分吸收的障碍，使得人体组织里的水分比例愈来愈少，外表愈来愈瘦，同时皮肤上的光泽也日渐减少，并且愈来愈黑。通常中医的望诊，黑而无光泽的脸色即是肺气虚弱的表象。随着肺气的逐渐虚弱，情绪上也会愈来愈悲观，很容易就会有忍不住想哭的感觉，就像中医书上所说的"肺主悲"。

严格地说，寒气侵入人体时，人体只有外表缓慢地变化，并没有不舒服的症状或感觉，多数不舒服的感觉来自寒气排出的过程。存在于身体不同部位的寒气排出时，症状都不一样，当然应变的对策也就不同。因此，明白了寒气的原因之后，最重要的就是要学会正确地处理寒气的方法。

1．避免淋雨

这是许多浪漫的年轻人喜欢经历的小说和电影中场景的行为，由于现代年轻人大多晚睡以致气血普遍不足，身体对于淋雨所侵入的寒气不容易立即将之驱出，因此也就不会有任何症状，大多数人也就天真地认为自己的身体很强壮，足以经受这么一点小雨。久而久之面对这种小雨就完全不在意。

其实这种淋雨会在头顶和身上其他受寒的部位留下寒气，经常淋雨的人，头顶多半会生成一层厚厚软软的"脂肪"，这些脂肪就是寒气物质。等身体哪一天休息够了，气血上升就会开始排泄这些寒气，由于长时间累积了大量的寒气，身体需要借助不断地打喷嚏、流鼻水的方式将之排出，这时又会由于频繁打喷嚏、流鼻水而被医生认定为过敏性鼻炎。其实很可能由于年轻时贪图一时的浪漫，却要耗费许多年甚至大半生来承受过敏性鼻炎的痛苦，实在不明智。

2．洗头必须吹干

许多人洗头都有懒得吹干的习惯，有些人甚至用布将洗过的头包住，这些行为都会促使头顶吸入过量的寒气，其结果和淋雨有相同的后果。

3．游泳时必须注意的事项

游泳是一件现代人很重要的运动和喜好，对身体也确实有好处，但是游泳也是寒气进入身体最主要的途径之一。和淋雨相同的是这些寒气大多数不会实时反应，使多数人不认为游泳和寒气有什么关系。多数喜欢游泳的人从水中出来时，经常都会感觉特别冷，特别是一阵风吹来禁不住打一个寒战，这种感觉即是寒气侵入身体最具体的感受。

喜欢游泳的人最好选择没有风的室内温水游泳池，减少受寒的机会。同时在每次游泳的前后各喝一杯姜茶，加强身体对抗寒气的能力。

4．休息是最好的驱寒手段

无论排泄的是哪一个系统的寒气，休息都是最好的策略。休息可以省下身体的所有能量，让身体用来对付寒气，则会康复得最快。这时如果强迫身体用更大的能量在其他地方，例如工作，或耗费大量体力的运动，也能使症状中止，不过这种症状的中止并不是把寒气清理完毕的"终"止，而是身体没有足够的能量可以继续驱赶寒气的"中"止，等身体经过适当休养有了足够的能量之后，还会重新开始和寒气的战争。

5．家中常备暖饮

除了休息之外，也可以服用适当的中药，加速寒气的驱出。比较简单的方法是服用市场上很容易买到的一些传统的配方。当确定是肺里的寒气时，可以服用姜茶；如果确定是膀胱经的寒气，则可以服用桂圆红枣茶来协助身体把寒气驱出。

但是用这样的逻辑来调养，必须认知服用这些配方并不会减缓症状，多数时候会加大症状，使寒气排得更快一些，因而可以缩短症状的时间。最重要的是这种方法不会阻断身体从事其该做的事，不会有后遗症。

如果使用错误的压制性治疗手段，则效果完全相反，寒气愈积愈多，症状愈来愈重，恢复得也愈来愈慢，最终成为经常发生的老毛病。

⊙ "上火"不是因为热生，而是因为寒起

【气血养生经】 现在的人普遍贪凉，大量吃着寒凉的食物还觉得燥热，这是肾气虚弱、经络不通造成的。燥热则会进一步贪凉，就更加重了血管、经络的收缩、淤堵，这样就进入了恶性循环的状态。

为什么明明是上火了，结果吃了凉性的东西反而更不适了？我们每个人都有"上火"的经历，比如夏天天气炎热引起身体燥热，吃了败火的食物后依然口舌生疮、大便干结。

这是因为同样是上火，而"火"又有实火和虚火之分，实火的治疗是用清热、降火的泄法，虚火则是用补法。只要是实火，现在中医最常用的各种清热、解毒、降火的药和西医的消炎药都是对证的，连吃三天肯定降火。但是现在单纯有实火的人已是越来越少了，多数都是虚火。

说到上火，某高校研一的新生冰冰有一段难忘的经历，去年十二月份的时候，考研在即，也不知道是因为复习功课过于着急还是什么，反正冰冰上火了，目赤眼肿，视物昏花，大便困难，浑身不得劲。冰冰着急坏了，眼看着考试的日期一天天逼近，自己这不争气的身体真要命。同宿舍热心的姐妹也为她担心，就借她一盒牛黄解毒片去火。冰冰欣然接受了，既然上火了，而牛黄解毒片的说明书明明写的就是清热去火，看起来很对证嘛，所以大家就没多想。

谁知道吃下去后，问题一点没有得到解决，反而嘴角起了好几个血泡。冰冰再也不敢耽误了，幸好学校门口有一家中西医结合诊所，她前去询问，

才知道，自己吃牛黄解毒片是大错特错，因为牛黄解毒片适合实火，而她上的是虚火。

《黄帝内经》里说："今夫热病者，皆伤寒之类也……人之伤于寒也，则为热病。"这里指出了寒为热病之因。若寒邪过盛，身体内表现出的就是热证、热病，也就是说虚火实际上是由寒引起的。

为什么寒重反而会引起"火"呢？前面我们说过，身体内的寒重造成的直接后果就是伤肾，引起肾阳不足、肾气虚，造成各脏器功能下降，血液亏虚。肾在中医的五行中属水，水是灌溉、滋润全身的，当人体内这个水不足时，就如大地缺水一样，身体会干燥。脏器也是一样，每个脏器都需要工作、运动，这种运动如果缺少了水的滋润，就易生热。最典型的是肝脏，肝脏属木，最需要水的浇灌，而一旦缺水，肝燥、肝火就非常明显。

还有人的面部五官也是最容易被火袭击的部位。因为肾主骨髓、主脑，肾阳不足、肾气虚时髓海就空虚，远端的头部首先出现缺血，也就是"缺水"了，自然所反映的就是干燥的症状，如目赤眼肿、口干舌燥、咽干咽痛等。再加上口腔、咽喉、鼻腔、耳朵又是暴露在空气中的器官，较容易受细菌的感染，当颈部及头面部的血液供应减少后，这里的免疫功能就下降，会出现各种不适，这样患鼻炎、咽炎、牙周炎、扁桃体炎、中耳炎的概率就会增加。又由于没有充足的血液供应，各种炎症很难治愈，就会反反复复发作，成为各种长期不愈的慢性病，如慢性鼻炎、慢性咽炎、慢性牙周炎、慢性中耳炎等。

当现代人不分季节吃进大量的反季节果蔬后，当人们在夏季不懂节制地使用空调后，当女士们为了靓丽只要风度不要温度后，大量寒湿悄然进入体内，肾阳就越来越不足，虚火就越来越旺。而那些不懂病机的盲目之徒却采用了泄火、清火、降火的寒凉药物进行治疗，这就使得寒上加寒、虚上加虚，越治火越大。

实际上，这是没有对证治疗。如果要去掉身体内的寒湿，要补肾，就要用温热的食物或药物。先驱寒，再补血、补肾，这样肾气就在不断充实。肾气充足，血液充足，身体自然就强壮起来，各种虚火自然消退，各种慢性炎症自然很容易治愈。

身体内寒湿重还极易造成经络不通，散热困难，容易感到闷热、燥热。与老人相比，孩子的经络通畅，散热快，因此孩子在夏天是最不怕热的，大热天里照样在太阳底下玩耍。而老人经络不通畅，不易出汗，热散不掉就闷在身体内，人就很难受、烦躁，只有吃了冰凉的食品才感觉体内舒畅些。当然这种经络不通引起的身体燥热已不止在老年人中出现了，现在的人们普遍贪凉，运动又少，自然就会造成血液流动的速度变慢、变缓，从而极易导致经络的淤堵，经络淤堵带给人的就是身体出现的各种疼痛，以及皮肤上长痘、长斑。看看周围的人，有几个能说自己很健康，从没有过腰酸背痛、腿痛胳膊痛的？再看看周围人的皮肤，又有几个色泽明亮、富有弹性、不长斑、不长痘的？这些都是和长期贪凉有关的。

经常运动的人都有这样的体会，只要运动开了，出汗了，就会感到身体内的燥热自然消失了，浑身轻松了，心情舒畅了，这是因为运动后体温明显升高，血液循环加快，出汗在排出寒湿的同时也能带走虚火、疏通经络。所以我们很少看到运动员患抑郁症的，他们当中性格开朗的人居多，我们要向活泼开朗的运动员们学习。

⊙ 人体哪些部位最易受寒气侵袭

【气血养生经】 寒气在袭击人体时，也有自己的爱好，它们有固定的行进路线，喜欢进攻特定的人体部位。只要我们事先堵住寒邪入侵的途径，就能有效御寒。

一到冬季，许多老年妇女常常手脚冰凉，特别是雪后气温骤降，更比平时感觉不适，头痛感冒也就接踵而来。医学专家研究发现，一些疾病的发生与不注意保暖有很大关系，中医认为，头、胸、脚这三个部位最容易受寒邪侵袭，因此在大冷天保暖应讲究三"点"。如果你别的保暖措施做得都很好，可是只要有一个点没注意到，照样容易受到寒气的侵害。

去年初冬，刘小姐被公司派到南京出差，去之前刘小姐特意关注了最近几天南京市的天气预报，都显示是好天气，刘小姐就没预备厚衣服。谁知道天有不测寒流，她刚到南京的第一个晚上，气温骤降，第二天一早刘小姐赶紧去商场买了件棉服，但忘了买帽子，所以虽然身上很暖和，但头上还是感觉到寒冷。虽然刘小姐用心做了保暖工作，结果还是感冒了，不仅业务没谈成，还白白在医院待了好几天。刘小姐当然百思不得其解，为什么身上已经很暖和了，还是感冒了呢？

刘小姐之所以被寒气打倒，是因为她没有堵住寒气进攻人体的一个重要的要塞——头部。这是寒气最喜欢的人体部位之一。

头部为"诸阳之会"，是人体阳气最为旺盛的部位。而寒邪容易侵袭人体的阳气，因此，感受风寒邪气，头部首当其冲。有的朋友在户外行走，突然遭遇大雨，头部就会感受寒湿。加上头部阳热气盛，毛孔常处于开放状态，寒邪就更容易侵入。大多数朋友如果因感受风寒而感冒，都会有头痛、头昏、头部沉重的感觉，这就是寒气入侵的反应。假如寒气长期从头部侵入，就会形成顽固性头痛、偏头痛。

从养生角度讲，保护好头部使其不受寒气侵袭尤其重要。出门在外，特别在寒冷或多雨的季节，一定要注意携带雨具，下雨时及时把头部保护起来。我国西北地区气候寒冷，当地农民喜欢在头上戴个白羊肚手巾，就起到了保护头部不受寒气入侵的作用。

除了头部以外，还有哪些部位最受寒气的青睐呢？

1．口鼻

口是饮食进入的第一关，冰冷的饮料、寒凉的食物，都可以通过口把寒气带入胃部。鼻是空气进出的通道，寒气可以随呼吸侵入肺部。恶心、呕吐、咳嗽、吐痰、鼻塞、打喷嚏等，都是口鼻受寒的表现。而流行性感冒等传染病流行时，人们戴上口罩，就是为了防止寒气的侵入。

2．背部

人体背部有膀胱经和督脉循行，也是阳气旺盛、容易感受寒气的部位。背部受寒，日久渐积，可以引起颈椎病、肩周炎、腰椎间盘突出、腰肌劳损以及慢性腰腿痛。而从背部排出寒邪，就可以根治这些病症。拔火罐、刮痧、针灸、推拿按摩等中医疗法，常选择背部作为治疗部位，就是这个道理。

3．胸部

这里所说的胸是指胸腹部。冬天风寒侵入人体，往往首当其冲的就是胸腹。老话常说在冬天里戴个围脖好比多穿件衣服，胸腹部受寒之后，易损伤体内阳气，从而引起心脏病的发作。此外，还可以诱发胃肠病的发生，所以，胸腹部保暖也是不容忽视的环节。

4．肚脐

小孩和老人的腹部，特别是肚脐，也是寒气容易侵入的通道。夜间睡觉，不小心蹬开了被子，腹部受凉，寒气就会从肚脐进入，引起腹痛、腹泻。有经验的老年人，会给孩子做个肚兜，戴在腹部以保护肚脐，能预防受凉所致的腹泻。如果在肚兜中加入合适的中药材，还能治疗许多疾病。

5．脚底

寒从脚下起，脚离心脏最远，血液供应慢而少，皮下脂肪层较薄，保暖性较差，一旦受寒，会反射性地引起呼吸道黏膜毛细血管收缩，使抗病能力下降，导致上呼吸道感染，因此，数九严寒脚部的保暖尤应加强。

脚底的涌泉穴也是容易受风寒的地方。长期在冰冷潮湿的地方行走、鞋袜潮湿后不及时更换、睡觉时脚底正对着空调吹，都可以招致寒气的入侵。经常按摩足底，用热水浴足，则可以将寒气从足底排散出去。

6．毛孔

人身的毛孔张开时，若不注意保护，寒邪会乘虚而入。剧烈活动后大汗淋漓的人，如果遭遇暴雨、空调冷风，最容易得病，甚至得重病。及时喝生姜红糖水，使寒气从毛孔排出，可以防止这些疾病。

7．前后二阴

迎着寒风大小便，性生活之后吹空调，此时寒邪就可以从前后二阴悄然入侵。这是许多男科疾病的根源所在，值得引起注意。

总之，寒气是"无孔不入"，要防止寒气入侵，就得保护好我们的重点部位。在寒气逼人的天气里，我们提醒大家，首先要根据气候的变化适当增减衣服；其次，患有心脑血管病、关节炎、消化系统疾病的人更要注意防寒保暖，身体不舒服应该主动到医院检查，通过中医的调理预防疾病的发生。最后，戴顶帽子，配条围巾，穿双保暖鞋，不失为防寒的最佳选择。

⊙ 姜是温暖人体的"春姑娘"

> **【气血养生经】** 姜有活血、祛寒、除湿、发汗之功效。所以人有生姜，不怕风霜。

说起给身体祛寒取暖，我们必须好好认识一下姜，姜这个东西可真是大大的好，它能让我们的身体真真正正四季如春。

姜是最广泛运用的一种生药(中药的原料)，现在用于医疗的100种中药制剂中，约有70种配有生姜。由此可见，姜的药效如何广泛。姜最基本的功效就是消除身体的寒气，同时，其高度保暖及发汗的作用能够促进身体的新陈代谢。同时，姜红茶还能够消除身体中多余的水分，通常，居住在湿气重的地方的人体内存在过多的水分，中医称之为"水湿"。水湿与寒气互相助长，将招致恶性循环，使全身血行和代谢衰退，从而引致肩膀酸痛、关节痛、便秘、下痢、浮肿的症状。

小白是个相当有经验的"驴友"，经常背着60公升的大包行摄天下。但唯独对于一件事，却应付不来。这件事是什么呢? 往俗里说就是"水土不服"，专业一点讲就是"旅行者腹泻"，也就是旅途中拉肚子的不愉快经历。小白很是苦恼，但他就是不愿意听医生的话吃药，是药三分毒，再说长期吃药，肯定不是出路，一定要找到远离腹泻的绿色安全通道。在一个偶然的机会里，他歪打正着。

去年冬天在江西，为了御寒，他从一家酱菜店里买了些腌制过的姜片，吃下去以后，那天竟然出奇地没当厕所所长。小白一开始以为是巧合，可是接下来的连续几天的验证终于确定了他的想法，吃姜片，治好了他的"旅行者腹泻"。

吃姜的好处绝不止于治好腹泻，时常吃姜，身体里的寒气就会被祛除，水湿也会跟着除去，多余的脂肪也会消失，还能减肥呢。这两年，一种叫姜红茶的饮品配方在网上非常流行，据说此饮品不仅能祛病，还能减肥、提神、增强抵抗力等等，简直就是万金油。

铺垫了这么多，吃姜好处这么多，快要忍不住了吧！我们琢磨了很多书中和网上介绍的制法，总结出了这个自以为最为简便易行的姜汁红茶的做法：

1．采购生姜，一次约一斤，就可吃两到三个星期。俗话说，姜还是老的辣，其实，也是老姜的功效更好，而且价格也更便宜。不过子姜清香，口感更好。

2．洗净切块。洗干净就好，记得姜皮不要去掉。姜皮还是一味中药呢。

3．用榨汁机榨成姜汁，2分钟搞定。

4．把姜汁分装到制冰格里，盖上盖子，然后放到冰箱冷冻室里冻起来。

5．喝的时候先在杯子里倒入姜汁，每杯用半颗或一颗姜汁冰块的量，加上少许红糖，冰糖也可以，就是不要蜜糖，也不要砂糖，砂糖上火。

6．用刚烧开的水在茶壶泡好红茶，泡一下后冲到杯子里，姜汁就会溶解在里面。

7．搅拌一下，香浓的姜汁红茶就做成了，趁热喝下去，会感到一股暖流贯穿五脏六腑，全身都轻松起来。

喝姜红茶的量因人而异，一天喝2~5杯都没有问题。第一杯在早餐前喝最好，其余在早饭后，午饭前后和下午都可以。春、夏、冬季每天的白天，都坚持喝。

关于吃姜的季节和时间，请务必记住一句古语："夜不食姜，秋不食姜"，夜里和秋天不吃姜。因为夜是主合的，要关闭，天地之气都关闭了，而生姜是主散的，正好相克。如果夜里吃生姜，那就是跟自然规律对着干，必定对人体造成伤害。甚至有句土话说夜吃生姜，毒过砒霜呢！而秋天是主收敛的，跟夜一样，也是主收、主合的，秋天吃姜也不符合养生规律。

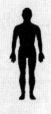

第七章

生活方式保健康

养气血在于生活细节

⊙ 适度休息，过劳是耗杀气血的罪魁祸首

【气血养生经】 生命如同油灯，气血就是供生命之灯燃烧的油，过度疲劳，气血严重匮乏到无以为继的时候，灯就灭了。这就是过劳死的真相。

通常我们都觉得人会老死，会遭遇意外而死，会死于疾病……但很少有人认为人会累死。但事实上，过劳死的情况的确存在。

有一小伙子加班一夜，第二天赶去参加一个足球赛，仅仅上场15分钟就休克了，抢救无效身亡。他一直很健康，怎么会这样？

按照现代医学的解释，"过劳死"是一种未老先衰、猝然死亡的现象，造成"过劳死"的根本原因则是长期的高强度、超负荷的劳心劳力。另外，加上缺乏及时恢复和足够的营养补充而导致机体细胞的超前老化，这种老化一旦超过一定的限度，"衰老因子"在体内达到一定量，就容易造成急性心脑血管疾患暴发而引起死亡。

但通过研究表明，导致这种猝死直接死因的前五位是冠心病、主动脉瘤、心瓣膜病、心肌病和脑出血。我们完全有理由说，过劳致死和心血、气血的匮乏息息相关。我们可以从疲劳对气血的伤害来寻找进一步解释。

疲劳对健康危害很大。特别是知识分子获取成就的动机很强，他们长期处于心理亢奋期，甚至晚上睡觉脑子仍在运转。由于承受过重工作压力、家庭负担造成的精气亏损，为了工作要四处奔忙，生活不规律；时常参加各种应酬，往往体质虚弱，周身血脉运行不畅，脏腑功能削弱，免疫力下降，对外界的适应能力减弱，各种致病因素缓慢积累，必然引起体质进一步下降。

中医有一种说法，男子"五八，肾气衰"，意思就是说，男人从40岁左右就开始自然衰老，首先是肾的功能开始衰退，体内其他脏腑也会随之受到影响。衰老到一定程度，人体器官就开始老化，具体表现为体能下降、行动迟缓、反应迟钝、肌肉松弛、皮肤皱纹增多，出现白发、老年斑等，病魔也开始时常侵扰。

过度的体力劳动，心理处在应急状态，身体处在亚健康状态，积重难返，导致了一些器质性病变，比如动脉瘤，如果动脉瘤破裂，而且动脉瘤刚好在主动脉上或者在脑血管部位，就造成了猝死；另外一些状态虽然无器质性病变，也有可能造成心源性猝死，而90%以上的心源性猝死是因为心律失常，心律失常和心脏节律有很大关系，低钾低钠改变了体液的成分是心律失常最主要的原因。

基于以上事实，专家告诫我们：人是不能过于疲劳的，当人超负荷工作或运动时，身体会不同程度地受到影响。正常人卧床时间每天不得少于八小时，对患者需要更长时间，少于八小时，身体肯定会走下坡路，一天没问题，几天也可能没问题，甚至一两个月也没有明显问题，时间长了一定出问题，出问题时再补救，往往为时已晚。人们常说，以青春换明天，这种拼命方式是不可取的，保证身体不透支，才是打拼天下的基础。

在这个社会上，我们每个人都担任着多重角色，同时也承担着外界社会和其他各方面的种种压力，这种压力对我们的气血是一种威胁，所以学会适度休息非常重要，可以从一些好的习惯培养起，对缓解压力非常有好处。只有身体好了，才会有革命的资本，一起来看看吧！

1．学会赖床

听起来，赖床似乎是个坏习惯，其实，适度赖床是养生的一种好办法。早晨醒来，应该先花费5分钟左右的时间赖床，侧卧并深呼吸、打哈欠、伸懒腰、活动四肢，然后再慢慢坐起、穿衣、下床。如果醒来后立即起身，容易引发心脑血管疾病，甚至造成意外死亡。

2．喝健康的水

有几种水最好别喝：装在暖水瓶里几天的开水、反复煮沸的开水、水龙头里停用一夜的"死水"（可能含有大量的军团杆菌）、隔夜茶等。

3．酒后别洗澡

酒后洗澡，体内储存的葡萄糖在洗澡时会被体力活动消耗掉，因而糖含量大幅度下降，同时，酒精抑制肝脏正常活动，阻碍体内储存的葡萄糖恢复，加上洗澡时出汗，容易引起有效循环血容量不足，导致虚脱。

4．勤上卫生间

不要憋尿：人在憋尿时，全身处于高度紧张状态，胃肠和交感神经会发生暂时性紊乱，血压明显增高。

不要憋大便：不及时、规律地排泄大便，大便中的水分就会被吸收。长此下去直肠的膨胀会停止唤起排便，形成便秘，损伤气血。

⊙ 久视伤血，电脑成了"吸血鬼"

【气血养生经】　久视伤血，血指肝血，眼睛与肝脏联系紧密。

随着现代工作、生活节奏的不断加快，很多都市白领已到了无电脑不能成事的地步。无论是日夜奋战在电脑一线的上班族，还是那些贪于游戏的青少年，他们的身心仿佛与电脑融在一起。

如果你也是这样，就请听听医生的忠告吧——久视会伤肝血！

文字编辑小葛告诉医生："给我开点药吧，我有干眼症，脸上还有讨厌的雀斑。"

医生很负责任地询问她，"你是做什么工作的？"

"编辑。"小葛如实说出自己的职业。

"每天在电脑前几个小时？"

"我每天要在电脑前工作10个小时以上，常觉得眼睛发干。"

"好了，不用开药了，你尽量减少和电脑面对面的时间就行了。"医生一句话就把小葛给打发了。

一开始小葛非常不满，认为这医生态度不热情，草菅人命。可是真正按照医生的说法去做，小葛改变了自己的看法，因为她没有吃药，眼睛和脸上的病患就痊愈了。

其实，眼睛干涩只是眼疲劳的一种，如果你经常对着电脑或书本，过度用眼会消耗肝血。

为什么这样说呢?《黄帝内经》的"五劳所伤"中有一伤:"久视伤血"。这里的"血",指的就是肝血。实际上,眼睛与肝脏联系紧密。"肝藏血",即肝脏具有贮藏血液和调节血量的功能,而且"肝开窍于目"。目之所以具有视物功能,全依赖肝精、肝血的滋养和肝气的疏泄。肝经上连目系,《灵枢·经脉》说:"肝足厥阴之脉……连目系。"肝的精血循肝经上注于目,使其发挥视觉作用。《灵枢·脉度》也说:"肝气通于目,肝和则目能辨五色矣。"肝的精血充足,肝气调和,眼睛才能发挥视物辨色的功能。而过度用眼,会使肝血亏虚,使双目得不到营养的供给,从而出现眼干涩、看东西模糊、夜盲等。

　　另外,长期久坐用眼,除双目供血不足外,颈椎、腰椎也会产生劳损,总得不到缓解,也会对肝脏造成损害。这种情况下,出现双眼疲劳、视力下降,甚至面色萎黄,头晕眼花的症状,也就不奇怪了。这一系列问题的祸首便是"久视"。

　　生活中哪些人会久视呢? 大家首当其冲会想到电脑一族。这些电脑族长期坐在电脑前,眼睛对着显示屏"望穿秋水",显示屏却对他们大发辐射,时间长了会出现头昏、头痛现象,此时肝也会受到冲击。如果肝气不舒,周身气血运行紊乱,就会出现上面所说的症状。

　　可是,现代办公条件下,电脑是不可或缺的工作工具,因噎废食自然不可取,重要的要学会自我保健,对于那些常使用电脑的人平时应怎样养肝呢? 我们的建议是:

　　1. 中医学认为"久视伤血",因此,对于常看电脑的人,一定要常吃一些能够补血的食物、药膳和药物,如大枣、当归、枸杞、菠菜、胡萝卜、牛奶等。

　　2. 要注意保护眼睛,因为长时间看电脑对眼的损害最大,可常做眼部按摩,方法如下:

　　(1)**运转眼球**:端坐凝视,双眼先顺时针旋转30次,然后再向前凝视片刻,逆时针方向旋转10次,向前凝视片刻,最后双目轻闭、两手食、中指轻轻抚摩同侧眼皮约1～2分钟。

　　(2)**按揉穴位**:第一,两手拇指按揉眼明穴约30次;第二,两手食指指端按揉同侧攒竹穴3次;第三,两手食指指腹着力按压在太阳穴上,有酸胀感后再按揉30次；第四，两手食指指端着力按压四白穴，有酸胀感时再按揉30次。

(3) 分刮眼眶：两手握拳，用食指近侧指间关节的桡侧缘紧压眼眶，作自内向外的刮动，分刮上下眼眶各15次，以出现酸胀感为宜。

(4) 分抹眼睑：微闭双眼，两手五指并拢，用中指和无名指指腹贴附在睛明穴，向外分抹至瞳子髎穴，重复30～50次。

上述方法可每日早晚各做一次，也可在用眼疲劳时做一次。

⊙ 远离伤肝的"时尚"行为

【气血养生经】 很多我们习以为常的生活细节都会影响肝脏这个"人体化工厂"的物质代谢功能，当肝脏代谢功能出现障碍，身体的诸多功能也会受到影响，甚至危及生命。所以，保护肝脏，从生活中的点滴开始。

肝脏作为"人体化工厂"，经常受到人们生活方式的侵扰。几乎没有人会特别刻意地保护肝脏，也没有人知道过度疲劳、大量饮酒、高脂肪饮食对肝脏的损伤有多严重，更由于没有明显症状，即便患上肝病也不得而知，真等到感觉或检查出什么，却为时已晚。

许先生体质比较差，经常感冒，而且一旦出现头痛、喉干、流涕等症状时，他就自我诊断"我感冒了"，于是就去药店买感冒药服用，这个药无效又换另一种，直到好了为止。

可是最近一次服药，感冒倒是好了，可是浑身疲乏、食欲不振，一开始他认为是感冒时间长留下的后遗症而已，可是后来感觉到肝区有压痛感，就去医院检查，医生通过检查，发现转氨酶升高，血脂升高，血象中嗜酸性粒细胞升高，并伴有肝细胞损害。他被确诊为药物性肝炎！

这一结果让许先生目瞪口呆，他怎么也没想到，吃感冒药竟然吃出肝炎来。

其实，能引起肝损害的药物种类相当广泛，至少在200种以上，其中不乏我们非常熟悉的药物，如含有乙酰氨基酚的各种感冒药、红霉素、降糖药、口服避孕药等。典型的例子就是感冒药的重复使用。许多感冒药里都包含了乙酰氨基酚这种具有解热镇痛作用的化学成分，如果同时吃了多种感冒药，总剂量在不知不觉中已大大超量。肝脏和肾脏是人体两个重要的代谢器官，药物几乎都是在肝脏代谢、由肾脏排泄的。如果药物的毒性太大，肝脏消解不了，或者如果某类药使用时间过长、剂量过大，都有导致肝损害的可能。所以，乱吃药是损害肝脏的最常见的不良行为。

正是因为注意到这一点，2009年3月18日的"全国爱肝日"这一天，不少医务人员联手共同发出呼吁：市民要远离酗酒、过量喝凉茶、乱吃药等伤肝的行为，因为这些日常的不良习惯正在悄悄地给肝脏"判死刑"，希望能唤醒国人对肝健康的保护意识，随时随地关注自己的身体。对于专家们的呼吁，您往心里去了吗？如果没有，那就通过这次的"伤肝行为大盘点"来加深一下认识吧。

1．喝凉茶

很多青少年都喜欢喝凉茶，其实一些用于制作凉茶的草药是有可能伤肝的，如果过量饮用就不妥了，像凉茶中常使用的草药地耳草，就有可能对肝脏造成损害。

2．酗酒

由于酒精进入人体后，主要靠肝脏来分解代谢，酒的主要成分是乙醇，乙醇在肝脏内可以转化为乙醛，它们对于肝脏都有直接的损害作用，使肝细胞发生变性和坏死。乙肝患者本身肝脏已有病变，加上饮酒可谓是雪上加霜，可以使病情加速向肝硬化，甚至肝癌方向演变。

3．嗜辣

辛辣食品对胃肠道黏膜有刺激作用，会引起胃酸分泌增加，尤其对重型肝炎病人会加重胃肠道黏膜的充血、水肿及糜烂，甚至会引起消化道出血。

4．爆肝

"爆肝"一词指的是严重熬夜和操劳。比如五月天的歌里有歌词"陪你熬夜聊天到爆肝也没关系，陪你逛街到扁平足也没关系"。因为中医理论上讲，熬夜伤肝，而拼命熬夜的行为自然严重伤肝。

5．喜怒无常

现在，个性青年越来越多，可是，感情脆弱，情绪过激，喜怒无常对肝脏的伤害很大。

6．爱吃肉

肉类中过多的蛋白质会转化为脂肪，储藏在人体各部，其中肝脏也是储藏重点，这使有病的肝脏负担过重，促使肝病恶化。

7．吃荤食后立即饮茶

一些人有吃完肉、蛋、鱼等高蛋白荤食后，为了去油腻而饮茶的习惯，其实这种做法是不科学的，茶叶中含有大量的鞣酸，与蛋白质结合会形成具有收敛性的鞣酸蛋白，使肠蠕动减慢，容易造成便秘，并增加了有毒物质和致癌物质对肝脏的毒害作用，肝病患者会加重病情，健康人则容易引起脂肪肝。

8．爱吃甜食

吃糖过多会损害肝脏，并引发肝病。食用大量糖果不仅会因糖分过量而损害肝脏，还可能直接造成中毒。巧克力，糖及各种甜食，吃的过多会使胃肠道的酶分泌发生障碍，影响食欲；糖容易发酵，能加重胃肠胀气，并容易转为脂肪，加速肝脏对脂肪的储存，促使脂肪肝发生。

9．贪食方便食品

合成方便食品如：方便面，香肠和罐头食品，这些食品都有人工合成的色素、防腐剂等，经常食用会增加肝脏代谢和解毒功能的负担。

⊙ 七情六欲伤气血

【气血养生经】 引起疾病的原因是多种多样的，但中医科学理论认为，"千般灾难，不越三条"（《金匮要略方论》），即六淫、七情、饮食劳伤。其中七情是指喜、怒、忧、思、悲、恐、惊七种情感。可见七情太过可致病。

人非草木，孰能无情？人在认识周围事物或与他人接触的过程中，对任何人、事、物，都不是无动于衷、冷酷无情的，而总是表现出某种相应的情感，如高兴或悲伤、喜爱或厌恶、愉快或忧愁、振奋或恐惧等。喜、怒、忧、思、悲、恐、惊七种情感或心情，在正常范围内，对健康影响并不大或者压根没什么影响，更不会引起什么病变。连《黄帝内经》里都说："有喜有怒，有忧有丧，有泽有燥，此象之常也。"意思是说，一个人有时高兴，有时发怒，有时忧愁，有时悲伤，好像自然界气候的变化有时候下雨、有时候干燥一样，是一种正常的现象。但是，内外刺激引起的七情太过，则能导致人得多种疾病。

这样的例子就在我们身边。

某单位女职工小张，32岁，已婚。由于单位开始实行奖金制度，两个月以前，小张被指派负责审核工人的生产量，以便于决定工资奖金的发放。有几个工人不满意小张的审核，认为有误，当面指责她欠公平。小张虽找过领导，希望处理解决此纠纷，但无结果，因此忍气吞声。几天后，她突然感到胸部发堵，胃胀，后背痛，出不来气，气憋在心里好像球似的堵在喉部，心里很着急，看中医用中药后胸闷较前稍减轻。

小张在家休息几天后恢复上班。可是上班后一看那几个辱骂她的工人，心里又受到刺激，又出现胸闷、打嗝等现象，并感到胸口像有一个大球堵着似的，心烦意乱，没法上班。

不巧，这时小张有一亲友患食道癌去世，小张认为自己打嗝、胃胀，和这位亲友生前的情形一样，怀疑自己也患了此病，饭吃不下，心情更坏，想哭，发脾气，彻夜不眠，经内科医师检查，无异常，被介绍去看精神科咨询师。

在上述案例中，患者的问题属于急性应激障碍，由于被同事议论，从而出现强烈的精神性运动兴奋，进而影响到气血的运化，这是真正的病因。医治这种病应该从气血入手，当内脏得到适当调治，病态往往消除。

关于情绪对气血和生理的影响，我们的祖先早在二千五百年前就已经看得"门儿清"了，连哪种情绪过分了，对哪个内脏伤害最大，都一清二楚。

1．喜伤心

喜乐情绪本来令人心旷神怡，气血舒畅，但若果暴喜过度，气血便涣散，心神失养，出现神志昏乱或狂乱等症状了，像范进中举就纯属于这种情况。

2．怒伤肝

遇到横逆之事，发怒有时可以疏泄情绪，免心情郁结，但如果怒发冲冠，大怒不止，则肝气最伤，气血大乱，以致面色赤红，呕血甚或昏晕倒地。

3．思伤脾

身体瘦骨嶙峋，多半脾胃功能不好，而损伤脾胃功能的一个常见原因，是思虑过度。待人接物，工作学习，解决疑难，我们都要动脑思考，但苦思苦虑，最伤脾气，脾气一伤，运化气血功能减弱，则不但面无四两肉，更容易出现胸闷、不思饮食、腹胀腹泻、消化道溃疡等症候。

4．忧悲伤肺

《红楼梦》里的林黛玉多愁善感，花儿谢了也悲从中来；林小姐最后因患肺病香消玉殒，从中医学的角度看，和她多愁善感的性格不无关系。忧悲情绪过甚，最易令肺气郁结，进而气伤阴损，弄出病来。

5．惊恐伤肾

恐是心里终日惶惶恐恐，惊是突然大吃一惊，两者都能损伤肾气。肾为先天之本，掌管一个人的生、老、病、死进程，肾气一伤，百病丛生，常见的症状包括神疲乏力、腰膝酸软、尿意频、目眩发落、阳痿等等。

以上，祖传下来的喜怒思忧恐，再加上后人的"悲"和"惊"，合称"七情"。七情太过会损伤五脏，反过来，五脏虚弱也会令七情无度。例如肝气郁结的人容易暴怒，肾虚的人容易惊恐，肺弱的人善悲，脾虚的人难以节制思虑等。

人生于世，悲欢离合难免，横逆劫难常见，喜怒忧思悲惊恐，都是人情之常，可是，"生命的潮汐因快乐而升，因痛苦而降"。当我们出现了不良情绪时该如何给自己调"情"呢？最重要的就是"对症下药"，每个人都有义务、有能力为这些消极情绪找到一剂"良药"，每个人都有适合自己的方法。下面介绍一些心理疏泄的主要方式，供大家参考。

1．发泄的方式

中医学认为，"郁则发之"，排解不良情绪最简单的方法就是使之"发泄"。例如一个人悲恸欲绝或委屈万分时，痛痛快快地大哭一场，让眼泪尽情地流出来，就会觉得舒服些。切忌把不良情绪埋在心底。

2．宣泄的方式

情绪压抑，有时不宜一下子发泄出来，可采取宣散疏导，逐渐发泄的形式。一个人遇到不顺心的事，受到挫折，甚至遭到不幸，比如在恋爱中遭到挫折、亲朋好友去世、生活中发生重大事故、工作学习上或家中有不愉快的事等，怒从心头起，或心中泛起阵阵愁云时，首先可冷静下来，控制一下自己的感情，然后找自己诚恳、乐观的知心朋友、亲人倾诉自己的苦衷，或向亲人、朋友写书信诉说苦闷、烦恼。俗话说"旁观者清"，从亲友的开导、劝告、同情和安慰中得到力量和支持，消极的苦闷、忧愁和烦恼之情会随之消散。另外，在情绪不佳时，可写诗作赋、撰写文章，抒发自己的情感，也是疏泄不良情绪的有效方法。

3．升华的方式

排除不良情绪最根本的办法是建立良好而稳定的心理状态，用顽强的意志战胜不良情绪的干扰，保持良好的心境。在生活中遇到烦恼，自解自劝，用理智战胜生活中的不幸。任何理智和情感都可以化为行为的动力，无论是愉快满意的情感，还是悲痛不快的情感，都能激励人去工作和学习。人们常说的"化悲痛为力量"就是这种表现。

4．转移的方式

各种情绪的产生都离不开环境。避免强烈的环境刺激，有时是必要的，但最好是学会情绪的积极转移，即通过自我疏导，主观上改变刺激的意义，从而变不良情绪为积极情绪。例如，一旦遇到烦恼、郁闷不解时，如果你爱好文艺，不妨去听听音乐、跳跳舞；如果你喜欢体育运动，可以打打球、游一游泳等，借以松弛一下绷紧的神经；或者观赏一场幽默的相声、哑剧、滑稽电影；如果你天生好静，那也可以读一读内容轻松愉快、风趣的小说和刊物。总之，根据自己的兴趣和爱好，分别进行自己喜爱的活动。这种自娱自乐的活动可以舒体宽怀、消忧排愁、怡养心神，有益于人之身心健康。

5．超脱的方式

当你心情不快、痛苦不解时，你可以漫步在绿树成荫的林荫大道上或视野开阔的海滨。如果有条件，还可以进行短途旅游，把自己置身于绚丽多彩的自然美景之中，陶醉在蓝天白云、碧波荡漾、花香鸟语的自然怀抱里，山清水秀的自然环境会使你产生豁达的心境，一切忧愁和烦恼之情会随之消散。大自然可使你舒畅气机，忘却忧烦，寄托情怀，美化心灵。

⊙ 生气是伤害气血的最原始方式

【气血养生经】 生气是最原始的疾病根源之一，不但浪费身体的气血能量，更是造成人体各种疾病的一个非常重要原因。

万病从心生，说穿了就是首先从气生起的。当然，这里的气不是我们的身体之气，而是情绪之气，即生气的气。

最近，美国生物学家做了一个实验，把一支玻璃试管插入有冰、有水的容器里，然后收集人们在不同情绪状态下呼出的气体，结果发现，当一个人心平气和时，呼出的气体变成水溶液后是澄清透明的，无杂质、无颜色，悲痛时水溶液中有白色沉淀生成，而当科学家把人生气时呼出气体的溶液注射到大白鼠体内后，几分钟后大白鼠就死去了。

科学家对上述情况进行了深入研究和分析，从而得出结论：人生气10分钟就会耗费大量"人体精力"，其耗费程度不亚于参加一次3000米赛跑，生理反应十分强烈。

给大家讲个故事，大家就明白生气和疾病的这种关系了。

有一个女性朋友办了一家企业，事业做得很成功。可是，她得了偏头疼，怎么治也治不好。到医院去检查，有的医生说是血管性头疼，有的说是神经性头疼，也有的说可能是因为颈椎有问题，有的则认为可能是心脏供血不足造成的。总之，说法不一，诊法各异。最后，她被安排去做了一个核磁共振，结果显示脑袋里什么问题也没有。

后来，这位朋友自己找到得偏头疼的原因了，原来她和婆婆住在一起，现在跟老公搬出来单住。搬出来以后，她的偏头疼就好了。

她说："我一直不知道我婆婆才是病因。每次回家的时候，只要一看见婆婆，就有点儿不舒服，头就开始隐隐作痛。因为婆婆很强势，看不惯我做事的方式，总是爱唠叨，听得我脑袋发胀。结果，到了夜里，我就睡不着觉，还做噩梦。时间一长，我就老头疼。"

有趣的是，她婆婆原先有慢性肠炎，也是久治不愈，自从她搬走以后，也很快就好了。原来，她婆婆得病也是因为老跟她生气。所以，这婆媳俩有一个共同的简单的病因，就是有一股不平之气。

这个故事让我们联想到"怒伤肝"的中医理论。《灵枢·本脏篇》说："志意和，则精神专直，魂魄不散，悔怒不起，五脏不受邪矣。"《素问·阴阳应象大论》说："暴怒伤阴，暴喜伤阳，厥气上逆，脉满去形，喜怒不节，寒暑过度，生乃不固。"《灵枢·百病始生篇》说："喜怒不节，则伤脏。"以上论述都是说明愤怒、生气非常容易伤害肝脏等各脏腑器官。

肝脏存储有人体大量的气血。而"怒则气上"，生气会使人体肝脏储存的气血急剧从肝脏出来，导致肝脏储备的气血流失。流失是容易的，可要再储存可就很艰难了。如果一个人很容易生气，并且常常生气，时间久了，必然导致肝脏自身的功能受损。特别对肝病患者而言，其伤害作用是极其可怕的，如果肝脏患者气血不足，会有极大几率诱发肝硬化，生气对肝脏患者而言其伤害程度是非常严重的。

从中医角度来看，生气伤的不仅仅是肝，至少还有以下八大害处：

1．伤脑

大家可能都有过一些经验，一个人发怒的时候，气往上冲，血往上涌，那就会导致一些不良的后果，有的就会脑出血。"三气周瑜"是《三国演义》里面的一个故事。周瑜是吴国的大将军，才华横溢。而蜀国有一位诸葛亮，更是足智多谋。周瑜心胸狭窄，经常生气，他有句名言："既生瑜，何生亮？"意思是既然生了我周瑜，何必再生诸葛亮？久而久之周瑜就积劳成疾。最后一次他生气的时候，血往上涌，一命呜呼了。

2．伤神

生气时由于心情不能平静，难以入睡，致使神志恍惚，无精打采。

3．伤肤

经常生闷气会让你颜面憔悴、双眼浮肿、皱纹多生。

4．伤内分泌

生闷气可致甲状腺功能亢进。

5．伤心

气愤时心跳加快，出现心慌、胸闷的异常表现，甚至诱发心绞痛或心肌梗死。

6．伤肺

生气时的人呼吸急促，可致气逆、肺胀、气喘咳嗽，危害肺的健康。

7．伤肾

经常生气的人，可使肾气不畅，易致闭尿或尿失禁。

8．伤胃

气愤之时，不思饮食，久之必致胃肠消化功能紊乱。

事实上，研究也发现，容易生气的人，罹患癌症的概率似乎也比一般人高，只不过医学人员还无法弄清怒气与癌症发生之间的关联过程。

由此可以发现，《圣经》上说："生气，却不要犯罪；不可含怒到日落。"这项关于生气方式的教导，从健康的观点来看，显然是非常正确的。

你已经气很久了吗？小心下垂的嘴角与愤恨的心情，让你成为心脏病、关节痛与气喘的受害者。所以大家一定要注意，保持遇事不怒、不生气的心态非常重要。这里向大家介绍两种行之有效的方式：

一是唱歌，唱《不气歌》。他人气我我不气，我本无心他来气；倘若生病中他计，气下病来无人替；请来医生把病治，反说气病治非易；气之为害大可惧，诚恐因病将命弃；我今尝过气中味，不气不气真不气。

二是按摩，按摩太冲穴。可以让上升的肝气往下疏泄，这时这个穴位会很痛，必须反复按摩，直到这个穴位不再疼痛为止。

⊙ 莫纵欲，房事过度耗伤气血

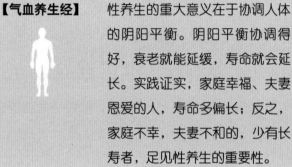

【气血养生经】 性养生的重大意义在于协调人体的阴阳平衡。阴阳平衡协调得好，衰老就能延缓，寿命就会延长。实践证实，家庭幸福、夫妻恩爱的人，寿命多偏长；反之，家庭不幸，夫妻不和的，少有长寿者，足见性养生的重要性。

性是人的三大本能之一。古人曰：食、色，性也。就是说，吃饭、性生活都是人的生理本能，是不可少的。

和谐的性生活给人们带来心旷神怡的舒适感觉和欢乐。但有的男子为此不加节制，肆意放纵，不但每晚都要进行性生活，甚至中午、清晨还要重复性交，那就是纵欲了。夫妻性生活切忌过度。因为过度性生活易使肾精耗损太过，从而导致肾亏，而肾精是肾气之根，是生命之本，人的生、长、壮、老、已(死)都和肾密切相关。自古房事如水火，能生人也能杀人。

一位职业司机某一天突然发生了一场车祸，车祸乃是缘于房事过度，造成眼睛疲劳所致。有性生活经验的人大都有这样的体会，每次房事后都可能出现程度不等的眼睛痛、视物模糊、眼球转动不灵活等症候。持续时间因人而异，有的稍经休息就会恢复，有的则要持续一两天。一般来说，性生活越是频繁，眼睛不适的程度也就越严重，持续时间也越长。

所以节制房事是养肾的关键，也是性养生的第一要义。纵欲的危害有如下几个方面。

1．纵欲加速衰老

《黄帝内经》早已告诫："以酒为浆，以妄为常，醉以入房，以欲竭其精，以耗散其真……故半百而衰也。"就是说，纵欲者，寿命不可能长。

2．纵欲伤脑

脑髓为肾所生，纵欲必然伤肾，肾精亏耗自然无法充盈脑髓，所以肾亏的人会发生脑空，甚至昏睡、迷糊。古代帝王就多此情况，因他的宫妃太多。

3．纵欲伤骨

因为骨生于肾，骨髓生于肾精，所以纵欲者骨头易脆、易折。难怪古人把纵欲当做破骨的斧子，如《阴符经》说："淫美色，破骨之斧也。"

4．纵欲伤耳

因为肾主耳，耳朵的营养要靠肾精，所以纵欲者易发生耳鸣、耳聋。

在性交问题上，人类和动物不同。人类不但有精神思想、伦理道德观念，而且还有坚强的意志和自我约束能力。性生活毕竟只是生活的一部分内容，而且是一小部分内容，认识到上述这些内容，一定要尽量克服纵欲过度的恶习。

衡量性生活频度是否适当的客观标准是，第二天早上是否精神饱满、身心愉快。如果在性交后第二日或几日之内，出现以下情况，又查不出其他原因，就可认为是过度了，就应当有所节制，适当延长性生活的间隔时间。

（1）精神倦怠，萎靡不振，无精打采，工作容易感到疲乏，学习精力不集中，昏昏欲睡。

（2）全身无力，腰酸腿软，懒得动，头重脚轻，头昏目眩，两眼冒金星。

（3）面色苍白，两眼无神，神态憔悴，形体消瘦。

（4）气短心跳，时出虚汗，失眠多梦，不易入睡。

（5）食欲减退，不思饮食，胃纳欠佳，并有轻度恶心感。

如果出现上述状况，应及时纠正，减少性生活次数，严重者，应暂停一段时间性生活。但是，对此也不必过于担心，因为一般的性生活过度，只要暂时停止一段时间的性生活，注意休息，加强营养，对健康并无大碍。当然，如果继续放纵自己，后果就不好了。

⊙ 避免伤害气血的性爱方式

【气血养生经】 男女进行性生活时，要采取正确的姿势、呼吸及意念，以达到不排精、不耗气的房事保健。这和以健身为目的的运动"务得小劳，勿使过极"是一个道理，即动而勿泄。

随着人们对生活质量的要求提高和性观念的开放，扑面而来的性学资讯无不向广大的网友"兜售"五花八门的做爱技巧及姿势等等，正如某篇文章所言"性爱姿势——两年才能试完"，真叫人无所适从。其实，由于对两性知识的缺乏，男女之间的有害的性交行为时常发生，不仅对身体健康有影响，而且也会给双方的心理造成损害，所以，一定要杜绝有害的性交行为。有害的性交行为首先就是伤害气血的性爱方式。性爱方式不科学，对人体气血的伤害后果是很严重的。

2007年，电影圈最热门的话题来自《色·戒》，其中三段高难度床戏堪称经典，不仅让明星们惊叹"厉害，太厉害了"，也让不少年轻男女"摩拳擦掌"欲模仿。专家及时提醒，性爱姿势并非越多越好，高难度性爱动作会对男女双方的身体都造成不必要的损伤，因此不宜模仿。

原本以为是专家过于多事，没想到还真被说中了，一名性教育专家在他的一篇文章中，透露有名女子向他的性热线求助，称因模仿导演在戏中为演员设计的一个高难度瑜伽式"动作"，女子受伤流血，还称要告上法庭，告导演事前没有写明切勿模仿。

古人认为，有原则的两性生活能补益精气，使年老的人恢复旺盛的精力，使青壮年人不过早虚衰，而过度放纵的做爱方式则对健康无益。孙思邈在《备急千金要方》中有《房中补益》篇，专论房事生活，他强调掌握男女交合的原则和方法，告诫年轻人不可凭借年轻力壮放纵情欲，40岁以上的男性应注意节制房事生活。书中还提到，除了性功能障碍之类疾病需服药外，健康人一律不宜滥用房中药，并阐明了男女交合的具体方法是"交合之前，夫妇双方应徐徐嬉戏良久"，达到情意缠绵，才能交合；当男子快要泄精时，并缩下部与腹部，赶快用左手中间两指抑压会阴穴，然后长长吐气，上下牙齿叩击千遍。

《玉房秘诀》作为我国"房中术"的权威书籍，书中所提及"衡之古今皆无不当之处"。此书强调，适度有节的性生活不但可以让人安享床第之乐，并兼能有强身长寿之益。而《养生方》作为药方汇集，书中观点认为，饮食能滋补身体，纵欲则损伤年寿，主张男女做爱必须遵循一定法度，性交要有节制，动作要舒缓，切忌粗暴急躁。此外，还要了解女子的阴道结构，对各种做爱动作都有讲究。应该说，这种看法是很有道理的。

现代人对于养生的快乐是不屑的或者不明白的，因为表现在行为上是逆的，只求当下痛快，做什么都没有节制，或者叫作度。体现在性爱上是总想逞一时的威风，一时的痛快，把精都射干，使真气都耗散。不懂得应该保持精满的状态，精满才泄是对于身体有好处的。

在性爱养生上，我们确实该向古人学习，他们早已经为我们总结出一套科学的房事保健方法供我们参照，也就是"八益"：

一益"治气"：是指性交之前应先练气功导引：晨起打坐，伸直脊背，放松臀部，收缩提肛肌，以意念导气运行，使周身气血流畅。

二益"致沫"：是说性交中要不时吞服口中津液，以滋补身体；亦指等阴道分泌出液体后，进行性生活。

三益"知时"：是说要掌握性交的时机，即男女双方要先互相嬉戏，男女都产生了性欲后再交合，而且要掌握男女性兴奋的时期，保持性同步，从而使双方达到性和谐。

四益"蓄气"：即交合的同时收缩肛门，导引精气下聚于前阴，徐徐抽动，这样，男女双方都得到补益。

五益"和沫"：是指性交进入两情交融的和谐状态时，阴茎勃起而坚实，但不要频繁抽动，交合时不要图快，抽送要轻柔、平和地进行。

六益"积气"：是说性交时要有节制，适可而止，以便积蓄精气。

七益"侍（待）赢"：是房事将要结束，纳气运行于脊背，不再抽动，吸气，导气下行，身体静静地等待着，这样可保持精气充盈，而且要不伤元气。

八益"定顷"：是说当阴茎还在勃起时就抽出，这叫定顷，同时要清洗阴茎。

总之，这种寓气功导引于性交之中的养生法既可使双方得到性享受，又能使双方得到修炼，气血调和，阴平阳秘，延年益寿。

⊙四季有别，调养气血顺天时

【气血养生经】 四季阴阳的变化，是天地自然界万物生命演变过程中生、长、收、藏的根本所需。我们掌握自然界变化规律并能顺应这个变化规律，适时地在春、夏季节保养阳气，以顺应生长的需要，在秋、冬季节保养阴气，以适应收藏的需要。

张女士今年35岁，眼瞅着女人最美的时候已经过去，张女士心急如焚，不惜一切代价力争拉长青春的尾巴。不过最近她发现了一个很神奇的自然现象：夏天的时候，皮肤相对松弛，而一到秋冬，即使不用紧肤霜，皮肤也会紧实一些。

关于这一点，早在《黄帝内经》中，就有过论述，如《灵枢·五癃津液别》篇里说："天暑衣厚则腠理开，故汗出……天寒则腠理闭，气湿不行，水下留于膀胱，则为溺与气。"意思是说，在春夏之季，气血容易趋向于表，表现为皮肤松弛，疏泄多汗等；而秋冬阳气收藏，气血容易趋向于里，表现为皮肤致密，少汗多溺等，以维持和调节人与自然的统一。

连皮肤都在随着季节的变化而做出相应调整，身体的其他部分就更不用说了。所以，我们一年的养生战略，也应随着四季的变化而做相应调整，简言之，就是要法时。

法时养生，就是养生要和天时气候同步。说具体一点，就是热天有热天的养生原则，冷天有冷天的养生道理。总的原则就是要顺应天时养生，也就是要按照大自然的阴阳变化来调养我们的身体。

法时养生的精髓是四季养生，按照春、夏、秋、冬四季温、热、凉、寒的变化来养生。

那么，自然界的气候变化又是如何具体地影响人体的呢？

第一，四时对人体精神活动的影响。

在医学名著《黄帝内经》里专门有一篇是讨论四时气候变化对人体精神活动影响的，即《素问·四气调神大论篇第二》。对于此篇，《黄帝内经直解》指出："四气调神气、随春夏秋冬四时之气，调肝、心、脾、肺、肾五脏之神态也。"著名医学家吴鹤皋也说："言顺于四时之气，调摄精神，亦上医治未病也。"这里的"四时之气"，即春、夏、秋、冬四时气候；"神"，指人们的精神意志。四时气候变化，是外在环境的一个主要方面，精神活动，则是人体内在脏气活动的主宰，内在脏气与外在环境间取得统一协调，才能保证身体健康。

第二，四时对人体气血活动的影响。

中医学认为外界气候变化对人体气血的影响也是显著的，如《素问·八正神明论》里说："天温日明，则人血淖液而卫气浮，故血易泻，气易行；天寒日阴，则人血凝泣而卫气沉。"意思是说，在天热时则气血畅通易行，天寒时则气血凝滞沉涩。

中医认为，气血行于经脉之中，故气血运行的变化会进一步引起脉象的变化，如《素问·脉要精微论》里说：四时的脉象，春脉浮而滑利，好像鱼儿游在水波之中；夏脉则在皮肤之上，脉象盛满如同万物茂盛繁荣；秋脉则在皮肤之下，好像蛰虫将要伏藏的样子；冬脉则沉伏在骨，犹如蛰虫藏伏得很固密，又如冬季人们避寒深居室内。

以上充分说明了自然界气候的变化对人体气血经脉的影响是显著的。若气候的变化超出了人体适应的范围，则会使气血的运行发生障碍。如《黄帝内经》里说："经脉流行不止，环周不休。寒气入经而稽迟，泣而不行，客于脉外则血少，客于脉中则气不通，故卒然而痛。"这里的泣而不行，就是寒邪侵袭于脉外，使血脉流行不畅；若寒邪侵入脉中，则血病影响及气，脉气不能畅通，就要突然发生疼痛。

第三，四时对五脏的影响。

在《素问·金匮真言论》里曾明确提出"五脏应四时，各有收应"的问题，即五脏和自然界四时阴阳相应，各有影响。

事实上，四时气候对五脏的影响是非常明显的，就拿夏季来说，夏季是人体的新陈代谢最活跃的时期，尤其是室外活动特别多，而且活动量也相对增大，再加上夏天昼长夜短、天气特别炎热，故睡眠时间也较其他季节少一些。这样，就使得体内的能量消耗很多，血液循环加快，出汗亦多。因此，在夏季，心脏的负担特别重，如果不注意加强对心脏功能的保健，很容易使其受到损害。由此可见，中医提出"心主夏"的观点是正确的。

一年里，春夏秋冬四时阴阳的变化，是天地自然界万物生命演变过程中生、长、收、藏的根本所需，所以深懂养生之道的人，也就是能够掌握自然界变化规律并能顺应这个变化规律的人，会适时地在春、夏季节保养阳气，以顺应生长的需要，在秋、冬季节保养阴气，以适应收藏的需要，这样顺从了天地自然生命发展的根本规律，就能与万物一样，在生、长、收、藏的生命过程中正常地运动发展。如果违背了这个规律，就会戕害生命力，破坏人身真元之气，损害身体健康。

⊙ 春季运动过度会耗伤体内气血

【气血养生经】 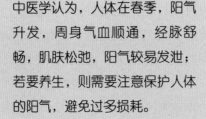 中医学认为，人体在春季，阳气升发，周身气血顺通，经脉舒畅，肌肤松弛，阳气较易发泄；若要养生，则需要注意保护人体的阳气，避免过多损耗。

一年之计在于春，春天是人们进行户外运动的好时节，万物生机勃勃，气候温暖，人体阳气升发。户外运动有利于人体吐故纳新，采纳真气，振奋人体初升之阳气，化生气血津液，充养脏腑筋骨。这样既可补充冬季寒冷之气所消耗的阳气，又能供奉将要到来的夏暑炎热之气消耗的阴津。

然而，春季进行运动要注意力度和量度的控制，孙思邈在《千金要方》中指出："养生之道，常欲小劳，但莫大疲及强所不能堪耳。"因此，"春练"不要进行高强度的剧烈运动，避免由于过度活动和损耗而对人体养阳和生长产生不利影响。即春练以小运动量为宜，以不出汗或微出汗为佳。若运动量过大，大汗淋漓，中医认为"汗为心之液"、"汗血同源"，如发汗过多，会耗人心血。津液消耗过多，则会损伤阳气。且因出汗过多，毛孔开泄，易受风寒而诱发感冒等病，反而影响身体健康。

冬去春来，人间四月天，王小姐脱掉厚重的棉衣，终于可以撒欢了，经过一个冬天的积累，腰上的"游泳圈"已经很明显了。为了夏天穿裙子之前减去"游泳圈"，王小姐报名参加了有氧操，每天进行一次，可是几天下来，就累倒了。原本指望通过健身养生的，谁料到竟然练出一身毛病，王小姐觉得自己真冤枉啊。

其实，王小姐选择春练没有错，错就错在没有控制好运动量。

首先，经过寒冷的冬季，身体各器官的功能都处在一个较低的水平，肌肉和韧带也比较僵硬，需要一个阶段的调整，才能适应较大的运动量。因此，初春进行体育运动应以恢复人体的功能水平为目的，注意适度，不能盲目追求运动量。而王小姐每天进行一次有氧运动显然超标，最好一周把有氧运动控制在3次。

此外，春天过度运动也会使免疫力下降。国外研究显示，每周3次的有氧运动比较合适，太高强度与密度的运动，反而会让免疫力下降。多伦多大学对19～29岁不常运动者进行测试，让他们分别每周进行3次或5次40分钟有氧运动，连续达12周之久。血液检查发现，每周运动5次者，免疫细胞数量竟减少33%，每周运动3次者则无改变。专家认为，每周3次，每次30分钟持之以恒的有氧运动能达到保健效果。

基于以上道理，古人提倡春季"广步于庭，披发缓行"，即小运动量活动。特别是情绪急躁、肝火易旺之人，春练更应以轻柔舒缓的运动为主。下面这些运动比较适合春练。

1. 散步

日出之后、日落之时是散步的大好时光，散步地点以选择河边湖旁、公园之中、林荫道或乡村小路为好，因为这些地方空气中负离子含量较高，空气清新。散步时衣着要宽松舒适，鞋要轻便，以软底为好。散步时可配合擦双手、揉摩胸腹、捶打腰背、拍打全身等动作，以利于疏通气血，生发阳气。散步宜缓不宜急，全身松弛，手臂自然摆动，手脚合拍，呼吸和谐，心怡神悦。散步不拘形式，以个人体力而定速度快慢，时间的长短也要顺其自然，应以劳而不倦、见微汗为度。散步速度一般分为缓步、快步、逍遥步三种。老年人以缓步为好，每分钟约行60～70步，可使人情绪稳定，消除疲劳，亦有健胃助消化的作用。快步，每分钟约行走120步，这种散步轻松愉快，久久行之，可振奋精神，兴奋大脑，使下肢矫健有力，适合于中老年体质较好者和年轻人。散步时且走且停，时快时慢，行走一段，稍稍休息，继而再走，或快走一程，再缓步一段，这种走走停停、快慢相间的逍遥步，适合于病后恢复期的患者及体弱者。

2．慢跑

慢跑是一种简便而实用的运动项目，它对于改善心肺功能、降低血脂、提高身体代谢能力和增强机体免疫力、延缓衰老都有良好的作用。慢跑还有助于调节大脑皮质的松弛度，促进胃肠蠕动，增强消化功能，消除便秘。慢跑前做3～5分钟的准备活动，如伸展肢体及徒手操等。慢跑速度掌握在每分钟100～200米为宜，每次锻炼时间以10分钟左右为好。慢跑的正确姿势为两手握拳，步伐均匀有节奏，注意用前脚掌着地，慢跑后应做整理运动。慢跑锻炼时间以早晚为宜，宜选择空气新鲜、道路平坦的地方进行。

3．放风筝

春天放风筝是一种集休闲、娱乐和锻炼于一体的活动。放风筝时，通过手、眼的配合和四肢的活动，可达到疏通经络、调和气血、强身健体的目的，对视力减退、失眠健忘、肌肉疲劳等症有防治作用，较适合于青少年。中老年人在放风筝时要注意保护颈部，头颈不要长时间后仰，而应后仰与平视交替，以平视为主。放风筝时最好2～3人一起，选择平坦、空旷的场地进行。

4．操类

保健操有多种形式，如广播操、健美操及健身操等。其中广播操是经有关专家认真研究而制定的，一年四季均可操练。每节操的动作分别活动身体的不同部位，它的适用范围广，对不同的人有不同的锻炼效果，特别适用于长期伏案工作的中老年人、体质较差者或患有高血压和冠心病的人。针对腰腹肌的健美操，可以去除腰腹部脂肪，提高腰部肌肉的弹性和韧性，特别适合于中青年人。另外，在我国传统的健身方法中还有太极拳、气功、五禽戏、八段锦等，也是很好的春季锻炼项目，日常生活中的爬楼、骑车、甩手、仰卧起坐、退步行走等也都是可以选择的项目。

以上这些运动可以自主控制节奏和运动量，避免机体过度耗损，益于身体在春季"阴退阳长"时期的过渡。

⊙ 必须纠正的气血养生观念误区

【气血养生经】 每个人都有每个人的身体情况，所以调养气血也要走个性化路线，不能整齐划一，流行的，未必就是适合你的。

其实养生就和穿衣一样，T型台上的经典款，时尚男女的流行风，放在你身上，未必适合。

关之琳，江湖人称"关大美人"，她的美是一种中国人眼中传统的美，美得含蓄内敛，不飞扬跋扈。连老天也会偏爱美人，岁月仿佛鸟儿在天空轻盈飞过一般无痕无迹。关之琳的脸庞美得几乎"人造化"，肌肤就像剥了壳的鸡蛋，细嫩幼滑、红润有光泽。

你一定以为她要不就是美得浑然天成、丽质天生，要不就是保养品满坑满谷、用之不竭，她的美丽实际上是靠自己为自己量身定制的好的生活习惯来维系的。她的生活习惯处处以养血为根本，她并不像我们通常想象那样常吃灵芝、燕窝，她说那样会"上火"。相反，她的饮食很简单，豆浆是她最爱的"美容靓汤"。

中国人好像天生就爱扎堆，凡事爱凑热闹，爱跟风。也因此，放眼望去，市面上的气血养生误区比比皆是。

误区一：只有女人需要养气血

在百分之九十以上的人眼里，补气血是女人的事，甚至更无知一点说是产后妇女的事。虽然由于生理的原因，女人比男人更容易虚，但并不能因此说补气血是女人的专利。

在临床上，男人得虚证的也不少。老年多虚证，久病多虚证，其他如先天不足、烦劳过度、饮食不节、饥饱不调等，皆能导致虚证。所以男人也要注意补气血，毕竟都是血肉之躯嘛。

误区二：运动能增加气血能量

运动会打通经络，强化心脏功能，提高清除体内垃圾的能力，但是并不会增加人体的气血能量。

运动对健康的影响，主要是加快血液循环的速度，可以使一些闭塞的经络畅通，特别是对于心包经的打通有很好的效果。心包经的通畅，可以强化心脏的能力，提升人体的免疫功能，也会加快人体的新陈代谢，加快人体废物的排出。

如果只是单纯的运动，完全不改善生活习惯，增加或者调整睡眠的时间，则运动只是无谓消耗血气能量而已。

现代许多繁忙的都市人都利用夜间进行运动，人体经过了一整天的体力消耗，到了晚上必定已经没有多余的能量可供运动。因此运动时身体必定是调动储存的肝火，加上运动的激发，精神处于亢奋状态，在夜间九十点钟停止运动后，至少需要两三个小时让这种亢奋状态消除，才可能入睡。由于肝火仍旺，这一夜的睡眠必定不安稳。这种运动对身体不但没有任何益处，如果形成长期的习惯，反而会成为健康的最大杀手。多数人都以为运动可以创造能量，所以才能在运动之后精神特别好，殊不知这完全是透支肝火的结果。

误区三：黑色食物一定能补血

我们经常看到这样的宣传——黑色食物补肾、补血，如黑芝麻、黑豆、黑米、黑木耳、海带、紫菜、乌鸡骨等。其实并不尽然，温热是补、寒凉是泄。黑米、乌鸡性温，补血、补肾效果明显；黑芝麻，性平、补肾、补肝、润肠、养发；黑豆，性平，补肾、活血、解毒；黑木耳性凉，海带、紫菜性寒，夏天可以经常吃，冬天尽量不要吃。

所以，任何食物补还是不补，一定要看这个食物的属性，而不是根据颜色论资排辈。

误区四：寒凉的食物一定不好

关于寒凉食物与气血的关系，我们在后面会详细解说，在这里先给大家打个预防针，并不是所有的寒凉食物进入肚子里都会对身体产生负面影响，只要与人的体质、吃的季节相适宜，能起到中和、平衡的作用，就可以吃。比如夏天，人体大量出汗，而适量吃些大寒的西瓜，它能除燥热，又能补充人体内因出汗过多而丢失的水分、糖分，这时的西瓜对身体来讲就能起到协调、补血的作用，而天冷时吃西瓜就容易导致血亏。

寒、热食物要搭配着吃，比如吃大寒的螃蟹时，一定要配上温热性质的生姜，用姜去中和蟹的寒凉，这样就不会对身体有任何伤害，还利于蟹肉的消化、吸收。

当然，生活中流行的误区还有很多很多，有时间关注的朋友不妨自行总结出来，通过网络或者其他方式发表出来，和大家分享。

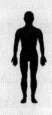

第八章

健康要找关键点

女人更应补气血

⊙ 女性与气血的不解之缘

女人与气血的关系恰如女人与爱情的关系，女人天生是情种，女人天生也离不开气血。中医认为女人以血为本，月经、妊娠、生产，无不与血有关。只要是女性就比较容易患上缺铁性贫血，这是因为女性每个月生理期会固定流失血液。所以平均大约有20%的女性、50%的孕妇都会有贫血的情形。

一天早上，单大夫接到老张打来的电话，说女儿小慧要来找她看病。单大夫心里不由疑惑，她女儿不是一直在外地打工吗？上班后，老张陪着女儿来到单大夫的诊室。小慧30岁，但见其面色苍白，精神倦怠，语声低微，不主动说话，少气懒言。询问得知，她在外地连续流产了两次，碍于工作，未能很好地休息调整，饮食也不避寒热，渐见身体倦怠，体力下降，不分昼夜，动则汗出如豆大，并见心悸、失眠、头晕眼花、手脚麻木，月经量少而色淡。观其舌质淡嫩，舌苔薄白，三关脉象细而弱。诊察后，单大夫心中已明其故，便告知老张，此因小慧连续流产后失于调理，气血亏虚而致。便处以加味八珍汤：党参、茯苓、白术、炙甘草、当归、川芎、白芍、熟地、浮小麦、桂圆肉、糯稻根、龙齿，嘱其煎水内服一段时间。并将气血亏虚的食疗方介绍给她们，以为平时滋补之用。

女人天生就亏欠气血的。女人的一生各个时期都需要补气血，特别是月经初潮前的少女时期，月经、妊娠、生产、哺乳期的青壮年时期和绝经后的更年期。

12岁以前的少女，一般月经尚未来潮，大多身体都比较健康，不需要特殊的进补。然而，由于其他原因也可产生营养不足，造成发育迟缓和体弱多病，少女时期体质的好坏，直接关系到以后各时期的生理功能能否正常，是成人后形体健美、肤质嫩腻的基础。所以这个时期特别需要进补，以满足身体生长发育的需要。多吃一些含有丰富蛋白质、糖类、纤维素、维生素、钙、磷、锌等多种营养成分的食物。对于一些由于先天因素造成的体质特别虚弱的少女，就要选择食补与药补相结合的方法，适当选用桂圆、枸杞子、熟地、当归等来调补体质，然后再进行食补，以防"不受"。

从少女时期过渡到青壮年时期，新陈代谢旺盛，生理变化明显，有月经来潮、妊娠、生产、哺乳等，因此消耗的营养比较多，易造成气虚、血虚、气血两虚、肾虚和肝肾两虚等虚证。气虚可引起脾气虚弱，失去统血功能，造成冲任之脉不调，以致月经淋漓不尽，经期延长；血虚可引起女子月经先期、推后和量少，造成消化不良、腰酸腿软、头晕眼花、面色萎黄、心悸心慌等现象；气血两虚可引起妇女痛经、闭经和产后乳汁不足，以致精神倦怠、面色苍白、头晕目眩、饮食减少等；肾虚可引起妇女月经量少和不孕，这主要是由先天肾气不足、精血不充造成的；而肝肾两虚也可引起妇女闭经，并出现月经量少、头晕耳鸣、面色暗淡等现象。女子这个时期的虚证，主要表现为气血亏虚，进补时应着重于调补气血，可选用当归补血汤、四物汤、养血补肾汤、羊肉粥、归地烧羊肉、阿胶归脾丸、人参养荣丸、乌鸡白凤丸、养血当归精等。

妊娠前后是青年妇女特有的一个时期，随着胎儿的长大，母体需要的营养相应增多，进补时也应着重于气血两方面。因为此时最易造成气血不足，加上气随血走，血虚也就易引起气虚。孕妇产前宜用甘淡清凉之品，不宜用辛温大热之补剂，这样有利于安胎保胎，此时可以多吃一些水果。而产后宜采用温补之法，可选用的动物性补品，如鸡、鸭、瘦肉等，这些滋腻之品有利于产妇体力的早日恢复。当然，也可选用十全大补丸、八珍丸等中成药。

妇女步入老年，肾气渐衰，精血已减，同时体质也渐趋衰老。随着人体的衰老，体内各组织器官功能都呈退化状态，疾病也相应增多，引起与衰老有关的虚证。肺是五脏之华盖，老年妇女肺的结构和功能退化最早，使主管气机升降的中枢发生病理变化，外邪侵入，首及肺脏，所以老年妇女易患呼吸系统疾病，如气管炎、慢性支气管炎等。

　　因此，老年妇女进补，除选用抗衰老制剂外，还应选用补益气血之品，以达强壮身体、益寿延年的目的，如用当归、大枣、蜂乳、枸杞子等，此外，老年人的造血功能渐失，应多吃一些含铁丰富的食品，如鸡蛋、动物肝脏、瘦肉等，以使身体有更多的铁元素得以补充。老年妇女进补，无论是食补还是药补，都应逐渐进行，否则不但得不到相应的补益，反而会使病情加重。

　　女性只要根据自己的身体和生理特点，摸清各个时期的气血运行规律，进行适当调补，一定会使您身体安康、青春永驻。

⊙ 气血不通，则经痛

【气血养生经】 大多数痛经都是因为体内内寒引起。《黄帝内经》上说，"寒者热之，热者寒之"，它告诉我们：对于寒性疾病，只需用热性药物或者热性食物进行调理就可以了。内寒一去，气血自通，通则不痛。

女生在行经前后或经期，下腹及腰骶部疼痛，严重者腹痛剧烈，面色苍白，手足冰冷，浑身没力气，称为"痛经"，亦称"行经腹痛"。

痛经实在是女人一辈子的内心隐痛，不少女人从中学开始，就会和痛经不期而遇，大约60%的女性需要每月忍受痛经之痛，从轻微的不适，到身体里一场地动山摇的疼痛。更令人烦恼的是，一个月转眼就过去了，一切又将重演。就像一个挥之不去的噩梦，让人越发觉得做女人实在是太不幸了。办公室里，男同事们干劲冲天地在工作，你却只能抱着一杯热水，躲在一边默默忍耐。为这个请病假吗？实在太不好意思了。而且什么时候才算到头呢——只有等到更年期来临才能解脱，但那也就标志着一生的韶华结束了。

一位清秀的女白领，因为痛经去医院就诊。

"你是不是月经前就开始感觉四肢冰凉，小肚子冰凉？"

医生试着问她，因为寒性的痛经是最常见的。

"对，对，对！"女孩连连点头，还惊奇地问："大夫，您怎么看出来的？我几乎每个月都会痛经，这到底是为什么呢？"

"道理其实挺简单的，你也能够一听就懂。俗话说'痛则不通，通则不痛'，气血不通，就是痛经的总病根。"

"像我这样寒性痛经的姐妹们挺多的，我们到底该吃什么最好呢？"

医生没有给她开药，而是教她如何做饭，教她做"艾姜煮鸡蛋"：

材料：艾叶10克、干姜15克、鸡蛋2个、红糖适量。

做法：将干姜切片，和洗净的艾叶、鸡蛋一同放进锅里，加适量清水，先用文火把鸡蛋煮熟。然后，把煮熟的鸡蛋剥壳，再放进锅里药汁中煮10分钟，加进红糖。吃蛋喝汁，美味可口，但功效完全相当于苦口的中药。

一个月后，这个女孩又来复诊。她告诉医生，每天吃一次"艾姜煮蛋"，这个月再来例假的时候，肚子一点都不痛了。

这道药膳来源于古代名方中的艾姜汤，其中艾叶能暖气血而温经脉，专治女性气血寒滞、腹中冷痛；干姜能去脏腑之沉寒，最擅治下焦虚寒、胃部冷痛；而在艾姜汤中加入鸡蛋和红糖，则能补血活血、扶正祛邪，这就是艾姜煮鸡蛋治疗痛经的原理。

当然，除了寒气以外，导致气血不通的原因有很多，气血虚、气血瘀、气血热……总之，都跑不了与气血有关。针对不同的原因，中医确定了不同的治疗方法：

1．肝肾虚损

症状：月经干净后1～2日出现腰酸腿软，小腹隐痛不适，或有潮热，头晕耳鸣等。

疗法：应服具有益肾养肝止痛作用的药物，或是多吃点川芎丹参煲鸡蛋。

2．气血虚弱

症状：经期小腹绵绵作痛，月经量少，色淡质薄，神疲乏力，面色蜡黄，食欲不佳，大便溏泻等。

疗法：应服具有益气补血止痛作用的药物，如乌鸡白凤丸，还可多吃羊肉。

3．气滞血瘀

症状：经前或行经期间出现小腹胀痛、乳头触痛、心烦易怒，经量少或行经不畅等。

疗法：应服具有疏肝理气、化瘀止痛作用的药物。食疗可以用益母草煮鸡蛋。

4．阳虚内寒

症状：经期或经后小腹冷痛，月经色淡量少，伴有腰酸腿软，手足不温，小便清长等。

疗法：应服有温经散寒，养血止痛作用的药物。比如红糖姜汤，对寒性痛经就非常有效。红糖具有补血、散瘀、暖肝、祛寒等功效，生姜有补中散寒、缓解痛经的功效。二药合用，能补气养血，温经活血。

同时，女性朋友在经期注意饮食和日常生活习惯等也有助缓解痛经，痛经患者在月经来潮前3～5天内饮食宜以清淡易消化为主。应进食易于消化吸收的食物，不宜吃得过饱，尤其应避免进食生冷之食品，因生冷食品能刺激子宫、输卵管收缩，从而诱发或加重痛经。月经已来潮，则更应避免一切生冷及不易消化和刺激性食物，如辣椒、生葱、生蒜、胡椒、烈性酒等。此期间病人可适当吃些有酸味的食品，如酸菜、食醋等，酸味食品有缓解疼痛作用。

此外，痛经者无论在经前或经后，都应保持大便通畅。尽可能多吃些蜂蜜、香蕉、芹菜、白薯等。因便秘可诱发痛经和增加疼痛感。

⊙ 气血不调，乳房饱受摧残

【气血养生经】 女人的乳房是女性曲线美的亮点，但同时又是很脆弱的部位，不明原因的胀痛、湿疹、肿块、增生、炎症、纤维瘤、乳腺癌等等，都和气血运行不畅有关。

乳腺疾病是女性的常见病、多发病、久治难愈，发病率高达80%，乳腺增生症的发病率已达育龄女性的60%以上。近几年，乳腺病正处于高峰期，不仅发病率高，而且发病年龄大大提前，并且癌变率很高，成为女性健康头号杀手。

为此，医学界专家呼吁广大女性朋友要爱护乳房、重视乳腺疾病，做到早发现、早治疗是控制和预防乳腺疾病的最有效措施。

在我们看来，这一切都不如及早关注气血更重要。关爱乳房健康，要从气血开始。

46岁的张大姐是一位乳腺增生患者，其实早在几年前，她就检查出轻度乳腺增生，医生说，不必在意。张大姐就听了医生的话，没当回事。

可是最近，由于丈夫在外面有了别的女人，经常不回家。张大姐心情非常郁闷，经常与丈夫争吵。最近在买内衣的时候，才发现有硬块出现。张大姐害怕了，去医院检查，原本不成问题的乳腺增生已经很严重了。

到现在，张大姐还在吃中药调理呢，据说，这将是个漫长的过程，真是病来如山倒，病去如抽丝啊！

乳房与足少阴肾、足阳明胃、足厥阴肝三经及冲任二脉关系密切，其中足少阴肾经，从肾上行肝而与乳连；足阳明胃经，从缺盆下而行乳中；足厥阴肝经上膈布胁绕乳头而行；任脉循腹里上关元，至胸中；冲脉，脐上行，至胸中而散。女子乳房属胃，乳头属肝，乳汁的生成源于脾胃化生之谷气；乳汁的疏散通利，为肝气所主司；乳汁的稠厚稀薄，与肾及冲任二脉的关系密切；男子乳房属肾，肾中真阳循经上达于乳，起温煦作用。如果气血失调、经脉阻塞、脏腑气化功能失常，就会导致乳房疾病的发生，从而表现出不同的临床症候。七情内伤，肝气郁结，气血运行不畅，脉络不通或肝肾精血不足等均可导致经前经后乳房胀痛、周期性乳胀、乳头胀痒疼痛，乳腺增生、气结、萎缩、下垂等症状。像张大姐这种情况就是典型的肝郁气虚型。

根据乳腺增生的起因，专家们提供了大量的预防乳腺增生的生活调养法供女性朋友练习：

1．保持良好的精神状态

记住：开心是预防乳腺增生最有效的方法。由于女性较敏感，情绪不稳定，容易忧郁、焦躁和思虑过度，会直接影响激素分泌。为此女性要善于调节情绪，保持良好的精神状态。尤其在月经、妊娠期间，更要注意调节不良情绪。

2．合理作息

生活要有规律，注意休息，保证充足睡眠，不可经常熬夜。此外，有规律的性生活也有助调整生理节律紊乱和内分泌失调。

3．按摩可疏通乳房经脉

专家介绍说，按摩可疏通乳房经脉，促进经脉的气、血及淋巴液的循环，并刺激神经的传导，提供乳房所需的营养。具体方法为：

（1）热敷按摩乳房

每晚临睡前用热毛巾敷两侧乳房3～5分钟，用手掌部按摩乳房周围，从左到右，按摩20～50次。

（2）侧推乳房

用左手掌根和掌面自胸正中部着力，横向推按右侧乳房至腋下，返回时用五指指面将乳房组织带回，反复20～50次后，换右手按摩左乳房20～50次。

(3) 直推乳房

先用右手掌面在左侧乳房上部，即锁骨下方着力，均匀柔和地向下直推至乳房根部，再向上沿原路线推回，做20～50次后，换左手按摩右乳房20～50次。

⊙ 女性不孕和气血失调有关

【气血养生经】 脏腑、气血和经络等功能失调都可导致不孕。在脏腑中以肝、脾、肾三脏关系最为密切，其中又以肾为根本。经络中则以冲、任、督三条奇经最为主要。

据临床统计，育龄妇女中10%左右的人群患有不孕不育症，尤其是经常坐办公室的女性，久坐不动导致"卵巢缺氧"，缺少锻炼使妇科炎症增多，营养不平衡和肥胖成了现代女性不孕的三大原因。

小白是某单位的财务总监，她事业有成、婚姻和睦，家庭看起来很完美，她也是一个很幸福的女人，可是，唯一美中不足的是，她眼看着35岁了，却迟迟无法受孕，小白对老公非常愧疚。他们看了好多家医院都没有效果。可是停止工作后，却意外怀孕了。

这简直成了一个谜，后来一位德高望重的老专家告诉她，就是因为她工作换了，生活方式变了，不孕不育就自动消失了。

专家的解释是这样的：由于办公室女性上班时间多是处于坐的状态，同时又缺乏锻炼，导致气血循环障碍，痛经严重；气滞血瘀导致淋巴或血行性的栓塞，使输卵管不通；因久坐及体质上的关系，形成子宫内膜异位症，这些都是不孕的原因。

中医关于女性不孕症的病名记载，最早见于《素问·骨空论》："督脉为病……女子不孕。"并分为"全不产""无子"(指原发性不孕)和"断绪"(指继发性不孕)。

受孕是一个复杂的生理过程，在《素问·上古天真论》中指出女子到了14岁，肾气逐渐旺盛，在肾的刺激推动下，一种促使人体生长发育的阴精物质天癸产生，并逐渐成熟，成为受孕的基本物质。当冲、任二脉气血旺盛，相互沟通，月经就初潮，按时而下，具备了生育能力。当男女"两精相搏，合而成形"，一个新的生命由此开始。如果以上的某一环节发生异常，即可导致受孕障碍。

脏腑、气血和经络等功能失调都可形成受孕障碍。在脏腑中以肝、脾、肾三脏关系最为密切，其中又以肾为根本。经络中则以冲、任、督三条奇经最为主要。由于肾藏精，主生殖，天癸的产生依赖于肾；肾又与冲、任二脉共同主司月经的调节；因此形成了调控生殖过程的肾－天癸－冲任－胞宫轴。故不孕之病因病机以肾虚为根本。引起肾虚的原因又有素体肾虚，禀赋不足；或不慎房事，损伤肾精；或久病多产伤肾等。脾为后天之本，精血生化之源，脾虚则生化无源而致不孕。女子以肝为先天之本，肝藏血，又主调节和疏泄功能，肝的功能异常亦可导致不孕。因此肝、脾、肾三脏功能失去协调，就成了不孕的基本原因。

不孕症的治疗以调经为先，中医素有"调经种子"之说。具体有补肾、扶脾、舒肝、化瘀、除湿、通络等治法，临床需根据症状、辨证论治，谨慎恰当地使用上述方法。现将常见证型及治疗方法归纳如下。

1．肝肾阴虚型

原因：肝藏血、肾藏精、肝肾阴虚则精血不足，血海空虚而致不孕。

症状：不孕，月经前期，量多色深，头晕耳鸣，腰酸乏力。舌红而干，脉细数。

治疗原则：宜滋养肝肾，调补冲任。

2．脾肾阳虚型

原因：先天肾气亏损，后天脾气虚弱，精血两亏，冲任虚衰，不能摄精成孕。

症状：不孕，月经后期，量少色淡，性欲淡漠，腰酸乏力，纳少便溏，小便清长。舌淡胖，脉沉细。

治疗原则：宜健脾补气，温肾助阳。

3．气血虚弱型

原因：素体血虚或因病失血，导致气血俱虚，冲任血衰不能成孕。

症状：不孕，月经过多，色淡红，面色苍白，头晕目眩，胸闷心悸，纳少倦怠。舌淡，脉细弱。

治疗原则：宜补气生血，调经种子。

4．肝郁肾虚型

原因：肝主疏泄，能调节全身血量，肾主生殖，肝郁肾虚则冲任逆乱而致不孕。

症状：不孕，月经紊乱，抑郁易怒，胸闷胁胀，腰酸膝软。苔薄，脉弦细而沉。

治疗原则：宜舒肝益肾。

5．血瘀型

原因：平素多郁气滞，气滞血亦滞，瘀血阻络冲任受阻，精卵相遇受障。

症状：不孕，经行腹痛，月经下行不畅，色紫暗，夹血块，舌紫，脉弦细。

治疗原则：活血通络，佐以益肾。

6．痰湿型

原因：肥胖痰湿之体，膏脂阻络，气机不畅，冲任受阻而不孕。

症状：不孕，月经稀少或闭经，带多黏腻，喉痰黏稠，胸闷泛恶，胃纳不佳，形体肥胖，懒于动作。舌胖苔腻，脉濡滑。

治疗原则：健脾燥湿，化痰调经。

7．湿热下注型

原因：湿热病邪侵入下焦。导致气血阻滞，胞络不通而致不孕。

症状：不孕，发热、下腹疼痛，经期加剧，色暗红，带多色黄。苔黄腻，舌红，脉弦数。

治疗原则：清热利湿通络。

以上症状仅说明了治疗原则，至于治疗方法，则因人而异，还是交给医生来对症施药。

⊙ 孕前母体的气血调理基本功

【气血养生经】 种子先养身，养身必先调气血。妇女受孕前的气血状态优良与否决定着宝贝的先天体质，是宝贝壮实的保障。

　　为了生一个健康的宝宝，很多育龄妇女在准备怀孕之前都选择作调理。对于准备怀孕的女性来说，在准备怀孕阶段，去听听中医的建议，如果选择中医来进行孕前调理，是一个不错的选择。因为中医与西医相比，更加注重对身体整体的调理。

　　小黄打算要宝宝了，可是最近因为穿衣问题，婆媳关系搞得有点紧张。小黄是个爱美的女人，虽然已婚了，但还是和少女一样穿露脐装露背装，大冬天穿裙子。平日里婆婆很开明，不会干涉儿媳妇儿的"内政"，可是准备要宝宝，婆婆就开始干涉了，因为婆婆是位退休医生，她说要做准妈妈一定要注意暖宫，不要让自己受寒，尤其是应该注意下身的保暖，比如脚部及腹部。只有在身体温暖的情况下，气血才会畅通，才能顺利受孕。

　　为什么婆婆这么关心小黄的孕前"冷暖"呢？因为中医有宫寒不孕的说法。子宫就像是胎儿的暖房，如果子宫内冰冷，那么胎儿就无法生长。为了防止宫寒，女性应该特别注意保持小腹的温暖。尤其是在空调环境下工作的女性，还有那些经常坐着不动的女性，更应该注意腹部和下半身的保暖。

　　其实，中医注重暖宫的本质还是为了暖气血，因为中医认为受孕的机理是赖乎肾气旺盛，真阴充足，气血和顺，脉络通畅。由于人体五脏在病理上相互影响，属于相生相克的关系，例如肝郁气滞会导致脾虚，一个脏器有问题，会导致其他的脏器也有问题。所以中医在孕前准备上，非常讲究全身性的调理，而不是针对某一个脏器。不过，因为肾、肝、脾的功能对女性的气血影响最大，因此，在孕前调理时更需关注。

1．肾的调理

在中医的理论里面，肾主生殖，如果肾脏的功能被破坏，会影响到受孕，甚至导致不孕或流产。

食疗方剂：韭菜炒鸡肉

原料：韭菜500克、鸡肉100克、虾米15克

做法：将韭菜洗净，切成小段，锅烧热，放入适量食用油，将韭菜、鸡肉和虾米一同炒熟，加少许盐即可。

功效：温肾养肝。

2．脾的调理

脾为后天之本，后天气血不足，无法养胎。因此，脾虚会造成不孕或怀孕后流产。

食疗方剂：扁豆粥

原料：米150克、扁豆100克

做法：将米和扁豆洗净，大火将水煮开，放入扁豆和米，煮沸，然后用小火煮至扁豆熟烂，即可。

功效：健脾祛湿。

3．肝的调理

肝与肾同源，肝血不足，或气血流通不畅也会影响怀孕。

食疗方剂：猪肝绿豆粥

原料：新鲜猪肝100克、绿豆60克、大米100克

做法：将绿豆和大米洗净放入锅内，加水煮沸后改成小火，慢慢熬，煮到八成熟时，将猪肝切成条状放入锅内，煮熟后加入少许盐即可。

功效：补肝养血。

最后，专家还叮嘱育龄妇女，对待任何事都不要过于急躁，脾气大的后果就会气滞。让自己随时随地保持平心静气的态度有助于顺利怀孕。

⊙ 妊娠期的气血补养对策

心烦、腹痛、胎动不安等症状时常在孕妇身上出现，妊娠病不但影响孕妇的健康，还可妨碍胎儿的发育，甚至可以导致流产、小产，这必须引起孕妇本人和家属的充分注意。

小赵怀孕刚一个月，可是睡眠一向很好的她却连续失眠好几天了，一开始她责怪自家的房子离环城路太近，认为睡眠不好是车辆噪音的原因，于是她就搬回了郊区的娘家去休养。可是即便在宁静的郊区，她依然还是休息不好。无奈之下丈夫只好带她去看医生，怀孕嘛，当然还是看中医更安全点。医生告诉她，睡不着不能只从外因分析，有时候问题出在自己身上，比如她，就是患了妊娠期失眠症。

妊娠期失眠症在临床上比较常见，主要表现为怀孕后睡眠时间不足、深度不够。因为妊娠是一种特殊的生理过程，处于妊娠期的女性体内环境时刻都在发生着特殊性改变，脏腑阴阳失调、气血失和是常见现象，具体它又分化为三方面表现：阴亏、气滞和痰饮。这些情况最终都会引起怀孕女性心神不安，因而造成了失眠现象的出现。

1. 阴亏

人体的精力和气血是有限的，怀孕后精力和气血下移养胎，必然不足以维持原有的身体状态，时间长了引起心气心血不足、心神失养，进而引起失眠症。同时，心血不足会造成心神被虚火所扰，这也是出现失眠的又一原因。

2．气滞

怀孕后的女性因为腹中胎儿的出现，为升降之气的运行增加了一个"障碍物"，很容易出现气滞。

3．痰饮

痰和饮都是津液代谢障碍造成的病理产物。因为腹中胎儿的出现，脏腑之机栝为之不灵，则津液聚为痰饮，心神受痰饮所扰，促成失眠的出现。同时，气滞和痰饮之间还会相互作用和影响，气滞使津液聚为痰饮，痰饮则会加剧气滞，使妊娠期女性的身体状况处于恶性循环状态。

总之，妊娠之所以能够导致失眠症的出现，是与这一时期女性特殊的生理变化密不可分的。而且越到妊娠后期，胎儿越大，气血和精力受到的影响越大，失眠症状的出现几率也就越大。所以在孕期护理过程中应密切关注，采取相应的调理措施。

1．血虚患者

可常服桂圆、大枣等食品。

红枣糯米粥：红枣10个，糯米100克。煮粥常服具有养血扶脾之功效。

安胎鲤鱼粥：鲤鱼一尾(重约500克)，苎麻根30克，糯米150克。将鲤鱼去鳞、杂，细切，用水1 500毫升先煎苎麻根，取汁1 000毫升，去渣，下米、鱼煮粥，加调味品，空腹食之。常服具有养血健脾安胎的功效。

2．虚寒患者

可多食生姜、羊肉等，以达温阳止痛之目的。

忌食生冷瓜果、田螺、蚌肉等苦寒之物。

人参艾叶煲鸡蛋：人参10克，艾叶12克，鸡蛋2枚。用瓦罐煲，文火慢煎，蛋熟后去壳继续煲30分钟，饮汤食蛋，每日1剂，连服10日。有补气养血，暖宫安胎之功效。

⊙ 产后少乳要补血顺气

【气血养生经】 乳汁的形成和分泌受许多因素的影响，但"乳汁乃气血化成"，气血旺盛，乳汁自然充足。

乳汁是宝宝来到人世的第一饮食，妈妈的乳汁丰足与否，直接关系到婴儿的健康。母乳的热量，所含蛋白质、脂肪、碳水化合物的质和量，都最适合婴儿的消化能力；母乳中还含有许多免疫抗体，可增加婴儿的抵抗疾病的能力，是婴儿最理想的天然营养品。另外，母乳喂养还可反射性地刺激子宫收缩，促使子宫尽快复原。所以妈妈应尽可能给宝宝喂母乳。

不过，由于产后的饮食、情绪、工作或睡眠失调造成肝气郁结、气血虚弱，很多妈妈会出现缺乳现象。

"乳汁乃气血化成"，气血旺盛，乳汁自然充足。产后乳汁不下常有三种情况。一种是乳汁不通，多属血瘀气滞。另一种是乳汁缺乏，是由产妇气血亏虚引起。第三种情况是乳房感染，热毒聚于乳房，甚至形成乳痈。所以治疗产后缺乳，应从补气血入手。

相传西晋文学家左思的妻子产后乳汁不下，婴儿饿得哇哇叫，左思正欲外出寻求催乳良方，忽然听到山上传来歌声："穿山甲，王不留，妇人服后乳长流……"左思急忙来到山上，原来歌者是位民间医生，他告诉左思，这两味中药是他家的祖传秘方，凡产妇无乳，服之非常灵验。

左思带上医生所配的药粉，赶回家中，用甜酒给妻子冲服，果然很快见效，乳汁源源不断。左思感慨万分，便吟诗咏药，使灵验的药方广为流传。他在诗中写道："产后乳少听我言，山甲留行不用煎。研细为末甜酒服，畅通

乳道如井泉。"

明代医药学家李时珍在《本草纲目》中也引用了"穿山甲，王不留，妇人服后乳长流"这首歌谣。由此可见，王不留行的特性就是"行而不住也"。还有人强调说，之所以叫王不留行，是因为此药使产妇乳汁长流，即使是帝王也不能使其停留，仍然源源不断，通行无阻。

当然，仅有王不留行是不行的，试试以下的催乳调理方案，也许会让你重新恢复愉快的哺乳体验：

1．注意休息

注意休息，保持生活的规律性，保证充足的睡眠、精神愉快，防止过度劳累，积极治疗各种慢性疾病。

2．加强营养

乳量的多少，与产妇的营养有直接关系，产后应多吃高蛋白、高热量、高维生素饮食，多吃新鲜蔬菜水果，尤其应注意增加鸡汤、鱼汤、肉汤等高汤类饮食。

3．定时哺乳

产后早期哺乳，以刺激乳汁的早期分泌，以后每隔3～4小时喂奶一次，每次约15～20分钟，两侧乳房交替进行，尽量使乳房排空，以保持乳房的最大分泌量。

4．药物治疗

如有必要，也可服中药治疗，如：王不留行9克，穿山甲12克，漏芦9克，木通9克，当归9克，炙黄芪15克，党参20克，丹参15克。日一剂水煎服。另外，针灸合谷、少泽等穴位，也有一定疗效。

⊙ 产后妇女的头等大事就是补血

【气血养生经】 妊娠时由于扩充血容量及胎儿需要，约半数孕妇患缺铁性贫血，分娩时又因失血过多，哺乳时从人乳中又要失去一些。因此，产妇的第一功课就是补血。

产后是女性一个很关键的人生阶段，中医认为妇女在生产时精血耗尽，身体百节空虚，任冲带脉虚损，造成免疫功能降低、抵抗力不足，风、寒、湿邪容易侵入人体，导致人体发病。

尤其是现在，选择剖腹产的女性越来越多，而大多数剖腹产产妇的身体素质不如自然分娩的产妇，再加上开腹的大手术，产妇产后身体虚弱，元气大伤，急需补气血。

在我国北方地区许多妇女在生育后，都有用小米加红糖来调养身体的传统，小米熬粥营养价值丰富，有"代参汤"之美称。小米之所以受到产妇的青睐，因其含铁量高，所以对于产妇产后滋阴养血大有功效，可以使产妇虚寒的体质得到调养，帮助她们恢复体力。

大家都知道，凡是住院动手术的患者，哪怕只是进行一个切除阑尾的小手术，都会得到很好的照顾，并能好好地休息一段时间。而剖腹产这么一个开腹的大手术，产妇却在手术的麻药还没退去的情况下就要开始给宝宝喂奶了，而且现在是母婴同室，母亲在手术后得不到很好的休息。回到家中，照看宝宝的责任大多又是由母亲来承担，所以许多产妇在宝宝还没满月时就出现了身体不适，如腰酸腿疼、头晕、记忆力减退、睡眠不好等情况，甚至还会出现产后抑郁症，这都与产妇身体虚弱，气血没能及时得到恢复有关。

此外，剖腹产的切口，现在多采取横切口。这种情况下，腹部纵向运行的任脉、足少阴肾经、足阳明胃经、足太阴脾经、足厥阴肝经都会因此受到损伤，相应脏腑的功能也会受到不同程度的影响，多数人一年后刀口处的皮肤仍感麻木，这说明局部的血脉仍然运行不畅。

再加上哺乳本身也是气血的一种奉献，因为乳汁是母亲血液的一部分，所以也加重产妇的气血亏乏。因此产后妇女应注意休息，在饮食上多食用一些补气血、补肾的食物，尽早恢复健康，同时也为宝宝提供优质的乳汁，确保宝宝的正常生长发育。下面介绍一些补血食疗方，剖腹产及顺产的产妇都可食用。

1．取当归5克、黄芪3克、通草5克，每天用这三味中药煮成一碗药汁，在给产妇吃的各种食物中都加上一勺，这样中药的气味不重，又能起到补气血、通乳的作用。同时，三味中药的用量不大，适合身体虚弱的人慢慢调补，而且不会上火。

2．把红枣洗净后放入铁锅炒到表皮发黑，放入瓶中待用，每天取炒过的红枣4～6粒，桂圆4～6粒，冲水泡茶经常饮用。内火重的人，可以加枸杞子6～10粒一同饮用。红枣经铁锅炒制后具有暖胃的作用，同时炒制后的红枣易于泡开，能全面利用其营养成分，所以每天饮用此茶能起到补气血、调脾胃、治失眠、止虚汗的作用。

3．取鳝鱼1斤，瘦猪肉半斤，放入生姜5～8片、葱2～3根、蒜10瓣，再加入调味品红烧，经常食用可以起到补肾、去肾寒、补血的作用，治疗浑身酸痛、腰膝酸软、四肢无力等。

另外，多食用羊肉、牛肉、海鱼、海虾、海参等高蛋白的食品及新鲜的蔬菜水果，尽量不吃反季节的蔬菜水果。寒凉的食物会减少乳汁的分泌，如荞麦、薏苡仁、绿豆、螃蟹、蜗牛、田螺、螺蛳、蚌肉、乌鱼、柿子、柚子、香蕉、猕猴桃、甘蔗、西瓜、甜瓜、苦瓜、荸荠、蕹菜等，产妇应尽量不吃或少吃。

剖腹产手术的刀口愈合后，每天用热水袋热敷刀口处两次，最好坚持1～2个月或更长的时间，这样能促进血液循环，利于经络的疏通，同时也可以预防妇科的疾病。

⊙ 阴阳失调是引发更年期问题的根本原因

【气血养生经】 女子七七四十九岁左右体内阴阳失调，肾气虚弱，太冲脉中气血衰少，肝肾都处于失调的状态。发怒、烦躁等，都是肝火太盛，肝气不畅的表现。

　　更年期是女性的一个生理过程。到了50岁左右，女性的卵巢功能减退，月经逐渐停止来潮，进入更年期了。更年期常见的症状有月经紊乱、燥热汗出、心悸失眠、烦躁易怒、头晕健忘、精神抑郁、神志异常、胸闷叹息、咽喉异物感、浮肿、大便稀溏、皮肤瘙痒等。

　　直到现在，人类也没有找到一种对付更年期的有效方式，生活中，我们见过太多太多饱受更年期困扰的女性甚至是男性。

　　陈女士今年50岁，被诊断为更年期综合征。在这之前，陈女士家庭和睦，工作顺心，人际关系良好，可是现在，生活十分糟糕，和孩子关系紧张，对丈夫多疑，吃舒必利、佳静安定、倍他乐克等药两年多了，现在还是很烦躁，也吃了一些治疗焦虑症的药，但效果不理想。这到底是什么原因呢？

　　《内经》里说："女子七岁，肾气盛，齿更发长。二七而天癸至，任脉通，太冲脉盛，月事以时下，故有子……七七，任脉虚，太冲脉衰少，天癸竭，地道不通，故形坏而无子也。"《内经》里的中医理论认为女性十四岁时，肾气旺盛，冲脉中气血充足，这时就有了月经，可以生育了。到了七七四十九岁左右时人体阴阳失调，肾气虚弱，太冲脉中气血衰少了，就会绝经，此时的肝肾都处于失调的状态。肾虚"水不涵木"就会影响到肝的阴阳失调。发怒、烦躁等，都是肝火太盛、肝气不畅的表现。也就是说，更年期综合征实际上是气血失调的表现。

有的人更年期症状很轻，有人症状却很重，这会给女性的生活造成很大的影响，但是只要认真努力地调节治疗，一样可以减少更年期烦恼，安安心心度过更年期。

下面是专家根据中医几千年来有效对付"经前后诸症"，即更年期综合征的经验，提出的建议：

1．心理调节

健康的心理是基础，有几点非常重要：

（1）规律作息；

（2）坚持锻炼；

（3）多交朋友；

（4）多参加集体活动；

（5）培养或恢复兴趣爱好；

（6）保持正常性生活；

（7）学会幽默。

2．更年期饮食方法

（1）更年期精神恍惚、时常悲伤欲哭、不能自持以及失眠盗汗的女性

甘麦大枣粥：大枣20克，大麦、粳米各100克，甘草15克，一起煮成粥。可经常吃，空腹食用。有益气安神、宁心美肤的功效。

（2）更年期恼怒忧郁、虚烦不安、健忘失眠的女性

合欢花粥：合欢花鲜品100克，粳米100克，红糖适量。用慢火煮到熟透。晚上睡之前1小时温热食用。可安神解郁、活血悦颜。

（3）更年期精神失常、喜怒无度、食欲欠佳的女性

酸枣仁粳米粥：酸枣仁50克，粳米100克。先把酸枣仁煎出味，再与粳米加在一起煮成稀粥。每日1剂，连服10日。

（4）更年期心悸不宁、肢体乏力、健忘、皮肤粗糙的女性

莲子百合粳米粥：莲子50克，百合30克，粳米30克，一起煮成稀粥，每天早晚服1次。

（5）更年期头目昏眩、心烦易怒、经血量多、手足心热的女性

枸杞冬笋炒肉丝：枸杞、冬笋各50克，瘦猪肉100克，作为平时炒菜吃。

（6）更年期头晕目眩、饮食不香、困倦乏力的女性

枸杞桑枣汤：枸杞20克，桑椹20克，红枣20克，水煎服，每日1次。

3．体育锻炼

体育锻炼能调节中枢神经系统和内分泌系统，改善体内代谢。

（1）每天打一套太极拳；

（2）练习华佗发明的"五禽戏"也不错；

（3）有空多去做做保健按摩；

（4）早上去慢跑3公里；

（5）晚饭前练30分钟气功；

（6）和家人朋友一起散步。

关键时候还可以选取补肾又调肝的中成药，如六味地黄丸、知柏地黄丸、金匮肾气丸等，这些都是流传久、应用广的好药，可以选择适合自己的服用。

第九章

气血足则容颜悦

美丽要靠气血养

⊙ 气血充盈，年轻五岁不是梦

【气血养生经】 女子胞不仅是女性排卵、生育、月经的源头，还主导着女性新陈代谢，也是女性衰老的源头。而女子胞的活力是受气血控制的。

都说三十岁的女人，连看小女孩的眼神都是怯怯的。这种心情可以理解，是女人，哪有不惧怕老的？三十岁了，一切衰老的信号都在向女人招手。青春一去不复返，难道健康也一去不复返了吗？为了幸福而有激情的生活，女人们不禁要问：这是怎么回事？到底该怎么办？

根本的出路在于调整气血，保持气血充盈，你就永远年轻。

有一则流传甚广的路边新闻：举国抗战，位居"第一夫人"的宋美龄却还在用牛奶沐浴。几十年后，宋美龄面容依然姣好，皮肤白皙细嫩，身材也没走样，一直活到了106岁。"气血和"胶囊的传人王介白老先生为宋美龄说了一句公道话，原来多年来她一直那么健康美丽都是"气血和"起了作用。

年轻的女性皮肤白嫩、富有弹性、胸部饱满、体形婀娜，充满了青春活力。而四五十岁的女性往往皮肤松弛灰暗、色斑皱纹横生、腰腹部脂肪堆积；抑郁、烦躁易怒、失眠也随之而来，许多人把这些现象归属于自然老化。

其实，这一切变化的幕后操纵者，是女性体内的"女人素"。"女人素"分泌旺盛，则女人健康不显老，女人味十足；"女人素"分泌过少，则疾病、心烦、老得快。

"女人素"从何而来？"女人素"是女子胞分泌的一种重要活性物质。《黄帝内经·五脏别论》称："女子胞，主月事及胎儿，为女子先天之本。"

女子胞，又名胞宫，它包括了妇女的卵巢和子宫，女子胞不仅是女性排卵、生育、月经的源头，更为关键的是，西医学界通过大量的实验，证实了女子胞对女人健康和衰老具有极大的影响。当一个女性的女子胞健康时，就像水草丰满的草原，源源不断地分泌"女人素"，调节女性的新陈代谢，滋养她的全身，使女人年轻美丽、充满活力、散发十足的青春魅力。如果一个四十多岁的女性看起来只有三十多岁，那么她的女子胞就处在一种相当健康的状态。当一个女性的女子胞受损时，"女人素"就会分泌不足，导致新陈代谢功能降低，因此女人就开始衰老。首先是皮肤失去水分、弹性降低，眼部、嘴角、脖子处出现皱纹；接着色斑增加、身材走形、月经紊乱，出现各种妇科病；再接着就会出现皱纹横生、皮肤松弛、情绪不稳、心烦气躁等症状，甚至引发子宫肌瘤、卵巢囊肿等妇科疾病。如果一个四十岁的女人看起来像是五十多岁，这往往就是女子胞受损引起的。

那么女子胞的健康又是受什么影响的呢？女子胞的状态则和气血休戚相关。胞宫月经的发生、胎儿的孕育，都有赖于血液的滋养，而心、肝、脾三脏担负着血液的化生和运行。心脏主血，推动血液运行到胞宫。肝主疏泄，能使胞宫气机调畅，影响女子的月经通调和排卵；肝又主藏血，能贮藏和调节血流量，这与女子月经量的多少和养育胎儿功能密切相关，所以古代就有"女子以肝为先天"的论说。脾为气血生化之源，是发生月经的物质来源，所以女子胞中气血的盛衰，往往与脾有关；脾又主统血，是控制血液运行而不会散逸的重要条件。因此，心、肝、脾三脏共同保证了血液的生成和正常运行，使得女子胞才能得到周期性的充血，并保持女性月经正常和养育胎儿。故当心、肝、脾三脏的生理功能衰退或出现异常时，均可影响到胞宫的正常功能。

正因为容颜——"女人素"——女子胞——气血之间有如此严密的逻辑关系，所以女人要想容颜永驻，永葆青春，就要好好呵护自己的女子胞，让它分泌更多的女人素来滋养我们的容颜。

⊙ 气血和才能拥有曼妙身材

【气血养生经】 其实，控制我们身体生杀大权的是气血，控制女人身材生杀大权的是脾脏。如果能够明白这点，大家所作的一切努力都会变得很简单。

谁不希望身材前凸后翘，试穿裤子的时候，谁都不希望看到一个瘪下去的臀部，试穿上衣的时候，谁也都不希望看到一个"太平公主"，那就好好补脾吧。脾越好，身材越性感。这是因为我们体内的阳气水平决定了我们身材的好坏。阳气越充沛，身材就会越好，身体的曲线也会越优美，而阳气有了损失，身材就会不尽如人意，身材就会发生变化，阳气越不足，身材就会变得非常瘦或者非常胖。

最先发生的阳气损失是在我们的脾脏，我们每天在进行着的脑力劳动都在让脾脏的阳气流失，缺乏睡眠、饮食不节、情绪波动，诸如此类几乎每天都会发生在我们身上的事，也在悄悄地让阳气溜走，我们的身材就是这样悄悄变形。

所以说，如果你一边在使劲节食、另一边却在拼命锻炼，这必然会加速身体阳气的消耗，让你身材走样得更快。

许欣一直从事广告工作，长期面对电脑，加班是家常便饭，有时应酬还要喝酒，长期的紧张工作让她迅速衰老，天天昏昏欲睡，打不起精神，晚上却夜夜失眠。虽然她每天都在控制嘴巴，努力节食，可是体重却从原来的90多斤的标准体重突飞猛进到120斤。虽然体重增加了，可是胸部的重量却减少了，松软无力，再也没有先前的坚挺，许欣失望极了……

为什么许欣会陷入这种身材的尴尬呢？就是因为她阳气损伤过于严重。从现在开始，珍惜自己身体里的这些能量吧，阳气充足的女人，不但够阳光够灿烂，而且身材也绝不会轻易走样。多吃补脾脏阳气的食物，多晒太阳，早早起床让阳气得到抒发，保持心情愉快，心胸开朗等等这些都是非常不错能够补充阳气的好方法。顺便我们教给大家一个保护脾脏，强壮体内阳气的好办法，那就是按摩命门穴。

命门穴在腰部后正中线上，跟肚脐在同一个水平高度，找起来特别方便：你只要沿着肚脐向后找，到了后背正中间的凹陷就是了。按摩的方法非常简单，常常用手掌来回擦它，直到一股热感透过皮肤一直热到肚子里。这不但补脾，还滋阴养肾，最重要的是，它超级简单，符合懒美女的心理诉求。不过有一种危险的现象要提醒大家，就是许多年轻的小美女为了展露秀美的腰线，抵挡不住露脐装的诱惑，尤其是在夏天。这样的话命门穴就被暴露在外，而命门穴是聚集人体阳气的大穴，它最需要的就是保暖。如果你常常把这个掌管你身体阳气的风水宝地露在外面受风吹、吸湿寒，恐怕要不了多久，不但小蛮腰不保，就连健康都难说。

⊙ 若要容貌美，气血不可亏

小红唯一骄傲的就是她白皙的好皮肤了，俗话说：一白遮百丑。可是自从因为宫外孕做手术后，好皮肤就不见了，黄褐斑爬上了下眼睑，小红郁闷极了，每天对男朋友兴师问罪。男朋友心里起急，找到了大夫。大夫说："这是由于气伤血失造成的，要想恢复好皮肤，就要调理气血，因为气血与女人有不解之缘。"

许多女性面色无华、苍白或灰暗、肌肤粗糙、斑点丛生或皱纹累累，这往往缘于五脏功能失调。再高明的美容师，恐怕也难掩其憔悴之态。因此，要想养颜美容，首先应增强脏腑的生理功能，这样才能使容颜不衰。

女人的容颜之美，天生就和气血有不可分离的关系。

1. 心与容颜

心主血脉，其华在面，即心气能推动血液的运行，从而将营养物质输送全身。而面部又是血脉最为丰富的部位，心脏功能的盛衰都可以从面部的色泽上表现出来。心气旺盛，心血充盈，则面部红润光泽。若心气不足，心血亏少，面部供血不足，皮肤得不到滋养，面色就会萎黄无华。

2. 肝与容颜

肝主藏血，主疏泄，能调节血流量和调畅全身气机，使气血平和，面部血液运行充足，表现为面色红润光泽。若肝之疏泄失职，气机不调，血行不畅，血液淤滞于面部则面色青，或出现黄褐斑。肝血不足，面部皮肤缺少血液滋养，则面色无华，暗淡无光，两目干涩，视物不清。

3．脾与容颜

脾为后天之本，气血生化之源。脾胃功能健运，则气血旺盛，面色红润，肌肤弹性良好；反之，脾失健运，气血津液不足，不能营养颜面，其人必精神萎靡，面色淡白，萎黄不泽。

4．肺与容颜

肺主皮毛。肺的气机以宣降为顺，人体通过肺气的宣发和肃降，使气血津液得以布散全身。若肺功能失常日久，则肌肤干燥，面容憔悴而苍白。

5．肾与容颜

肾主藏精。肾精充盈，肾气旺盛时，五脏功能也将正常运行，气血旺盛，容貌不衰。当肾气虚衰时，人的容颜黑暗，鬓发斑白，齿摇发落，皱纹满面，未老先衰。

所以，容貌看起来是面子上的问题，实际上却是内部五脏与气血运化问题。可以说，五脏强盛，是整体美容的保证，气血充盈，是整体美容的物质基础，故中医美容学非常重视脏腑气血在美容中的作用，通过滋润五脏，补益气血使身体健壮，容颜常驻。下面几款气血美容粥，可以助大家一臂之力。

1．龙眼莲子粥

适用证：心气虚、心血亏少者

做法：可将龙眼莲子肉各30克，糯米100克，加水用武火烧沸，再改为小火慢慢煮至米粒烂透即可，常服此粥可养心补血，润肤红颜。

2．银耳菊花粥

适用证：肝脏失调者

做法：银耳、菊花10克，糯米60克。同放锅内，加水适量煮粥，粥熟后调入适量蜂蜜服食。常服此粥有养肝、补血、明目、润肤、祛斑增白之功。

3．红枣茯苓粥

适用证：脾运障碍者

做法：大红枣20枚，茯苓30克，粳米100克。将红枣洗净剖开去核，茯苓捣碎，与粳米共煮成粥，代早餐食。可滋润皮肤，增加皮肤弹性和光泽，起到养颜美容作用。

4．百合粥

适用证：肺功能失常者

做法：百合40克，粳米100克，冰糖适量。将百合、粳米加水适量煮粥。粥将成时加入冰糖，稍煮片刻即可，代早餐食。对于各种发热症治愈后遗留的面容憔悴，长期神经衰弱，失眠多梦，更年期妇女的面色无华，有较好的恢复容颜色泽的作用。

5．芝麻核桃粥

适用证：肾功能失调者

做法：芝麻30克，核桃仁30克，糯米同放锅内，加水适量煮粥。代早餐食。能帮助毛发生长发育，使皮肤变得洁白、丰润。

⊙ 按摩五大穴位，留住乌黑秀发

【气血养生经】

肾是身体的基础。肾气不固了就像大厦的根基动摇了，那处于它上面的头发自然不能稳稳待着。通过按摩穴位，补肾养精，这就是最经典的美发"产品"。

爱美之心，人皆有之。一头秀丽如云、乌黑光泽而富有弹性的头发，轻柔飘逸令人羡慕。但是，如果缺乏保养，就会使发丝变得干枯、分叉、变色、无光泽，甚至造成严重脱发等，使人们感到不安。

妮娜和丽娜是一对好朋友，她们什么事情都保持一致的步调，甚至掉头发这样的事情，也都赶在一起。

看着头发越来越少，她们同样心焦，可是采取的措施却完全不同，妮娜吓得不敢梳头，因为她看到每次梳头都掉那么多头发。而丽娜则采取了经常梳头的方式来应对脱发。当然，后来的结果不用说大家也都能知道，丽娜的头发很快便掉得少了，而妮娜则照掉不误。

为什么丽娜通过勤梳头的方式治愈了脱发的疾患呢？因为梳头其实是头部按摩的一种方式。众所周知，头发的生长与保养，完全依赖头皮中的血液供给营养，因此，人们头发的好与差，起决定性作用的是人的整体的健康状况，而梳头、头部按摩恰恰具有以下两个方面的作用：第一、通过美发按摩，可以促进头皮的血液循环，给头发的生长与保养增加更多更好的营养成分；第二、头部经络集中，腧穴密布，与脑、脏腑、气血皆有密切关系，通过按摩，不仅能够疏通气血，调理阴阳，而且可以调节人体内各脏腑的功能，促进人体健康，进而为头发的生长与保养提供了有利条件。

除了通过梳头这样的日常按摩方式，专家们在中医经络按摩学说理论的基础上，根据生发美发的具体要求，设计了一套行之有效的按摩手法，主要包括以下几个穴位的按摩。

1．百会穴

百脉交会穴，可通畅百脉，调和气血，扩张局部血管，从而改善局部血液循环。采用按法，以拇指指腹作用于百会穴，力度适中，以不觉晕为宜，用力时不是用指力，而是呼气、沉肩、肩发力于臂而贯于指。

2．风府穴

采用点法揉法，以拇指指端沿顺时针点揉旋转5次，力度适中，在点和揉时应向上用力，才能见效。点法，着力点较小，刺激性强，而配揉法可刚中带柔，取长补短。以觉酸胀、不感痛为佳。

3．风池穴

按摩手法同风府穴的手法，此法疏散在表的风邪，点穴开筋，松解局部肌肉痉挛。

4．太阳穴

较敏感，采用点法揉法，力度为轻缓，以中指指端点太阳穴，由轻至重后轻，旋转揉动5次，动作持续，着力深透。此法可祛散风寒，解除头脑紧张感，以改善头部血液循环。

5．四神聪

采用点法按法。以双手拇指指腹进行点按，先点按左、右神聪，后前后神聪。祛风邪活气血，健脑宁神。

注意，以上美发按摩应天天做，或隔日做，每次20分钟为宜。饮食建议多吃黑芝麻、黑豆、黑木耳等黑色的东西。

⊙ 按按足三里，面若桃花很简单

【气血养生经】 女人容颜美丽，气色白里透着红润，那都是靠气血养着的。按揉足三里，大补气血，养女人容颜之根本，让女人越活越娇媚。

在我们的膝盖下面有一个调肠胃、抗衰老的穴位——足三里穴，当我们把腿屈曲时，可以看到在膝关节外侧有一块高出皮肤的小骨头，这就是外膝眼，从外膝眼直下四横指处就是足三里。

中医认为足三里穴是胃经的合穴，所谓合穴就是全身经脉流注会合的穴位，全身气血不和或阳气虚衰引起的病症，尤其是胃经气血不和，敲打足三里都能够进行调整，可以治疗胃痛、呕吐、腹胀、肠鸣、泻泄、便秘等胃肠道消化不良的病症。经常按摩足三里，还能让女人的容颜不老。

患者小刘是位中学老师，由于这学期课业多，每天都要上5节课，原本脾胃不好的她就更惨了，面黄肌瘦的。为了让身体好点，听单位上了年纪的老前辈说炖老母鸡可以补气血，小刘就三天两头买老母鸡炖着吃，再放上一些大补的中药，可是吃了没几天，就上火了，嘴上起了一排血泡，小刘苦不堪言。好朋友李莉前来看望，就建议小刘不要用这种老方子了，换些新潮又省事的法子，每天中午9～11点，脾经经气最旺之时，按揉左右腿的足三里穴各20分钟。这能起到跟吃中药炖老母鸡一样的大补效果，还不上火，不花钱。只需要费一点时间而已。

对于李莉的建议，小刘深信不疑，因为她是个美容达人，皮肤一直娇艳欲滴。小刘照着她说的去做，很快就驱散了一脸土色。

既然这个方法这么多人都试过了，并且屡试屡胜，那么，无论在家里还是在单位，中间休息的时候，大家都不妨经常按摩足三里穴，持之以恒，定有裨益。

足三里穴在小腿外侧，膝盖骨往下3寸。取穴时，用自己的手横着，从膝盖骨往下4横指处即是。如果找不准穴位，也不要紧。中医有"离穴不离经"之说，只要你加大面积，把那一块地方都揉到，揉到那一块发酸发胀，效果最好。

1．按摩方法：

（1）端坐凳上，四指并拢，按放在小腿外侧，将拇指指端按放在足三里穴处，作按掐活动，一掐一松，连做36次。两侧交替进行。

（2）端坐凳上，四指屈曲，按放在小腿外侧，将拇指指端按放在足三里穴处，作点按活动，一按一松，连做36次。两侧交替进行。

（3）正身端坐，小腿略向前伸，使腿与凳保持约120°，食指按放在足三里穴上，移放中指在上面加压，两指一并用力，按揉足三里穴，连做1分钟。两侧交替进行。

（4）正身端坐，小腿略向前伸，使腿与凳保持约120°，将拇指指端按放足三里穴处，力集中于指端，尽力按压，然后推拨该处筋肉，连做7次。两侧交替进行。

（5）正身端坐，一腿前伸，两手张掌，搓擦腿部，自上而下，两腿各搓擦1遍。

2．注意事项：

（1）按摩要有一定的力度，每次按压要使足三里穴有针刺一样的酸胀、发热的感觉。

（2）按摩的同时可以配合艾灸，点燃艾条熏灼足三里穴，每日1次。

⊙ 人体自生的去斑"吉祥三宝"

【气血养生经】 斑点，是肌肤最讨厌的伤痕，就如同一朵开得正娇艳的鲜花，却被虫子咬出了几个小洞。不想被斑点这样击败，那就要打起精神，好好开始去斑工程——按摩血海穴。

十个女人九个斑。每个女人都希望自己有红润而光洁的脸蛋，因为它不仅给人以美感，而且也使自己充满自信。但一旦出现雀斑，脸上白净无瑕的美感就会被破坏，这让不少女性烦恼不已。"雀斑一点点增加，自信一点点流失"，道出了许多女人的心声。

阿珍最近祸不单行，先是因为金融危机被裁掉下岗了，她觉得自己是个倒霉孩子，天天都郁闷得不行，慢慢地她发现原本光滑的脸上突然出现斑斑点点的，尤其是鼻梁和颧骨。平时她还老感觉胸口气不顺，爱叹气，好想长长出口气，才能把积压在心里的郁闷排出去。偶尔内脏会有针扎一样的疼痛，疼的地方也不固定，但是很快就能好。阿珍自己感觉身体不好，就去看医生了，奇怪的是，医生并没有给她开药，只是教给她一种按摩太冲穴的方法。阿珍每天坚持，果真身体好转，脸上的斑点渐消。阿珍非常感谢这位医德高尚的医生。

阿珍脸上的黄褐斑是气血不畅的缘故，属肝郁气滞引起。肝主疏泄，负责疏通气运行的管道。长期郁郁寡欢，情绪不能发泄，就会使肝的疏通能力退化，气运行的管道就会越来越堵，所以感觉胸口憋着一团气，老想把这团气给叹出来。气为"血帅"，是推动血行的动力，气不走了，那血也不行了。河流缓慢，淤泥会变多，血行缓慢，脸上这些星星点点的色素沉淀也就多了，就形成了斑。

一般情况下，是没什么大问题的，不用吃药，只要抓住以下三个穴位，再配合食疗，身体很快就能调整过来，雀斑也会被驱逐出境。

1. 太冲穴

太冲穴在脚背第一二趾骨结合的地方向后，最高点前的凹陷处，用手指或者头钝的东西按压都可以。太冲穴是肝的"出气筒"，每天睡觉前刺激该穴位3分钟，闷气就都出去了。

2. 合谷穴

按摩太冲穴还要配合按摩合谷穴。中医称合谷为"开四关"，它能调全身的气机。

合谷穴在手背，第一二掌骨间，在第二掌骨桡侧的中点处。拇、食两指张开，以另一手的拇指关节横纹放在虎口上，在虎口与第一二掌骨结合部连线的中点；拇、食指合拢，在肌肉的最高处取穴。

操作者一手拇指指端按放在被按摩者虎口上的合谷穴处，四指屈曲，抵放在该手的手掌下，用拇指指端着力，做点按活动，一按一松，连按21次。接着，用拇指指腹揉动，连揉1分钟。

3. 血海

活血化瘀的穴位当然非"血海"莫属，血海穴是生血和活血化瘀的要穴，位置很好找，用掌心盖住膝盖骨（右掌按左膝，左掌按右膝），五指朝上，手掌自然张开，大拇指端下面便是此穴。

每天坚持点揉两侧血海3分钟，力量不宜太大，能感到穴位处有酸胀感即可，要以轻柔为原则。

每天上午9～11点刺激效果最好，这个时段是脾经经气的旺时，人体阳气呈上升趋势，所以直接按揉就可以了。

去斑是个长期的过程，除了按摩以上穴位外，坚持每天早餐前空腹喝一大杯温水，平时用玫瑰花、月季花泡水喝，或者煲粥时放些花瓣进去，因为玫瑰、月季能舒肝解郁，每天喝一杯西红柿汁或者多吃西红柿可以预防雀斑。

　　心病还需心药医，最重要的还是保持心情愉悦，多参加户外活动，与周围人保持良好的沟通，心情好了，斑才没得快。

⊙ 按摩瞳子髎，去除鱼尾纹

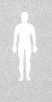

【气血养生经】 中医上有"阿是穴"的说法，就是哪里有病哪里就有穴位，对于皱纹也是如此。皱纹滋生的地方常常是因为血液循环不好，按摩能够疏通经络、行气活血，从而淡化色斑。

看到眼角的皱纹，女人往往都会感到恐慌，因为它无时无刻不在提醒你岁月的无情！对于很多女人来说，25岁时就会在眼部、嘴角周围出现皱纹。

虽然有人说"皱纹是岁月给予每个女人的礼物，我们不能拒绝，只能坦然接受"。但没有哪个女人能大度地欢迎它。如果有了皱纹，大可不必惊慌，只要妥善保养和护理，我们就可以推迟皱纹的产生或者把它减少到不引人注意的地步。

张小姐今年只有30岁，可看上去像40岁出头，回眸一笑间，那些看似不起眼、堆在眼角的鱼尾纹就会显现出来，成了她"迫在眉睫"的烦恼。她在网上发了无数帖子咨询有什么中医特色疗法能够解决她的鱼尾纹。

虽然收到的回音不少，但要么就是太麻烦，要不就是看起来没有什么特色之处，唯独一个中医保健中心的回复让她芳心大动，该中心建议她通过按摩"瞳子髎"抚平鱼尾纹。

反正这一招简单易行，正符合张小姐的懒脾气，于是她身体力行，果然收到了前所未有的效果。

为什么刺激瞳子髎穴可以预防鱼尾纹呢？

瞳子髎穴是胆经的起始点，在眼角旁边一点的凹陷处。"瞳子"就是瞳孔，即黑眼珠；"髎"的意思就是骨头凹陷的地方，即骨缝。鱼尾纹增多，原因是胆经气血不足，到不了瞳子髎穴，这里就容易衰老，其表现就是长鱼尾纹。现在通过刺激疏通了气血到达瞳子髎的通道，所以问题就迎刃而解。

1．瞳子髎的取穴方法

瞳子髎取穴时可以采用正坐或仰卧的姿势，该穴位于面部，眼睛外侧1厘米处（目外眦旁，眼眶外侧缘处）。

2．按摩方法

（1）将食指、中指、无名指三指指腹合并，反复摩擦变热。

（2）围绕眼眶一周，按压眼部3～5秒，促进血液循环。

（3）将手指贴在眼部约5秒，用手指余温帮助血液循环，以消除眼睛的酸痛感，排除眼周沉积的毒素。

通过以上刺激瞳子髎方法的简单介绍，我们对中医去除鱼尾纹更有信心了。另外，还可以通过食疗的方式来消除和预防眼部皱纹：

1．多吃鸡皮和鸡骨

皮肤真皮组织的绝大部分由具有弹性的纤维构成，皮肤缺少了弹性纤维就失去了弹性，皮肤也就聚拢起来，形成鱼尾纹。鸡皮及鸡的软骨中含大量的硫酸软骨素，它是弹性纤维中最重要的成分。把吃剩的鸡骨头洗净，和鸡皮放在一起煲汤喝，不仅营养丰富，常喝还能使肌肤细腻，久而久之，鱼尾纹就会减轻。

2．嚼口香糖

每天咀嚼口香糖5～20分钟，也可使面部鱼尾纹减少，面色红润。因为咀嚼能锻炼面部肌肉，改善面部的血液循环，增强面部细胞的新陈代谢功能，使鱼尾纹逐渐消退。

3．食疗方

材料：生姜500克，大枣250克，沉香、丁香各25克，茴香200克，盐30克，甘草150克。

做法：将上述材料共捣为末，和匀备用。每日清晨开水泡10克，当早茶饮。

⊙ 脸上长痘痘，三个法宝帮你忙

【气血养生经】　面部的不同部位与脏腑功能有着密切的关系，人体脏腑功能失调就会引起面部相应部位的痘痘。

要去相亲了，要去面试了，在镜子前仔细描画着精致的妆容。但是，看着那些在脸上安营扎寨的青春痘，心情立马有些低落。这个问题已经缠绕你多时了吧？今天就为你介绍几位简单有效的战痘功臣——三焦俞穴、合谷穴、肝俞穴等穴，对青春痘十分有效。

前段时间，小惠脸上三天两头出痘痘，像黄豆那么大，红红的，闹得她都不敢出门。她也知道自己是上火，血热的缘故。虽然去痘的方法不是没有，但就是不敢用，用外涂的方法吧，去痘的药膏含有激素；吃药吧，又担心是药三分毒。后来无意中在单位里一位同事的办公桌上翻到一本中医经络学方面的书，上面有穴位按摩去痘法。但还是对它没信心，只是想先试试，谁知道，还试对了。

为什么按摩穴位会终结痘痘呢？还是先来看看生痘的缘起。

人体是一个有机整体，体内脏腑的各种病理变化会以不同的方式表现于外。如果长期思虑过度、劳心伤神，可能引起心火旺盛，额头常常会长出痘痘来，此时就是提醒人们应该适当休息了；如果长期嗜食辛辣、油腻食物或嗜酒，脾胃蕴热，消化不良、口干、口臭、便秘等问题便会找上门来，鼻子上就会冒出粉刺；如果平时压力过大，又没有适当调节，肝郁气滞的各种症状便会随着压力增大而日益明显，双颊容易长出青春痘；有些女性下巴上的痘痘此起彼伏，每次月经来潮的前几天尤为明显，这通常与月经失调及经前期综合征密切相关。总之，痘痘实际上是气滞血瘀向身体提出的抗议，是气血不满情绪的宣泄。

找到原因，自然还要对症下药。而三焦俞穴、合谷穴、肝俞穴才是治疗青春痘的好药库。

1．三焦俞穴

取穴方法：三焦俞穴在背部。腰系上腰带，腰带正好在左右腰骨（髂骨）上。以线连接左右腰骨的最高处（髂前上棘）。此线正好通过第四腰椎，然后，从此骨往下的第二个凸起即第二腰椎，第三个凸起是第一腰椎，三焦俞穴就从这两块凸起的中央起，往左右各二指宽处。

运用方法：刺激方法以间接灸或线香灸较为有效。每天一次，连续刺激一个星期就会出现效果。

2．合谷穴

合谷穴对颈部以上的任何疾病都有效，并不仅限于去痘。关于它的取穴方法和运用方法前文已有叙述，请参照执行。

3．肝俞穴

取穴方法：定位时常采用正坐或俯卧的取穴姿势，该穴位于人体的背部脊椎旁，第九胸椎棘凸下，左右二指宽处。

主治疾病：胃肠病、胸痛腹痛、肝病、老人斑、皮肤粗糙、失眠等。

如果是肝火郁积的话，还可以按肝经的太冲穴，为其按压，给它往前推，推到前边行间穴那儿。要天天本人按脉，刚开始按也许非常非常痛，按到了几天就比较不会痛，可能青春痘已有改善。

另外，如果面部痘痘久除不去，除了要注意是否存在上述相应的脏腑功能失调之外，还应注意是否有化妆品使用不当的情况。如果使用的乳液、粉底不合适，或者上妆太厚，也会堵塞毛孔而使双颊出现痘痘。

总之，不要盲目相信市面上花样繁多、层出不穷的去痘产品，要根据一定的理论基础，有的放矢地选择去痘方法。美容养颜，既要治标更要治本，内外兼修才能取得良好的效果。

⊙ 对付"黑头"——按揉阴陵泉与足三里

【气血养生经】　除脾湿，对付黑头最好的穴位就是阴陵泉和足三里。每天按揉双侧阴陵泉10分钟，晚睡前艾灸双侧足三里3～5分钟，黑头很快就会不见了。

在鼻头及其周围部位，经常会有很多油脂分泌，这些油脂最终会硬化，经氧化后成为黑头。黑头是净白肌肤的天敌，美白功课越是加强，鼻子上的黑头就越发让人"触目惊心"。很多美眉都为自己的黑头而烦恼不已。

是呀，脸上有了黑头还算什么洁白无瑕？就算脸部其他地方的肌肤再光洁，若是顶着一只有斑、有黑头、泛着油光的鼻子，也不会好看到哪里去，只能让人感觉大煞风景。所以但凡有黑头的美眉都苦苦求索拯救肌肤和毛孔的良方，有的人找到了，有的人还在上下求索。

上学时，欢欢看到几个学姐在镜子前用手挤鼻子，自己也试着挤了挤，发现一些白色的分泌物出来了，当时非常激动，以为把螨虫挤出来了呢。现在，她比祥林嫂还后悔——不幸有了毛孔粗大的黑头鼻。

其后，欢欢踏上了漫漫的治疗黑头之路。不过皇天不负有心人，她终于治好了黑头。用的方法多，但起作用的只有一个，那就是按摩阴陵泉和足三里这两个穴位。现在回想起来，真是辛酸不已。欢欢都觉得自己是神农氏，尝遍了百草终于找到了良方。

鼻头的问题要找脾胃。《黄帝内经》说："脾热病者，鼻先赤。"至于其中缘由，从五行上来看，脾胃属土，五方中与之相对的是中央，而鼻为面的中央，所以鼻为脾胃之外候。脾土怕湿，湿热太盛时会在鼻头上起反应。季节上，与脾土相对的正是长夏，所以黑头在夏天会更严重。

而除脾湿的有效手段就是刺激阴陵泉和足三里两穴。阴陵泉是脾经的合穴，从脚趾出发的脾经经气在这儿往里深入，可以健脾除湿。它在膝盖下方，沿着小腿内侧往上捋，向内转弯时的凹陷，就是阴陵泉所在。每天要用手指按揉这儿，时间不拘，空闲的时候就可以，但要保证一天总共按揉10分钟以上。如果你体内有脾湿，按这儿会很疼，但是坚持按揉，你会发现疼痛在逐渐减轻，这说明你的脾湿在好转。

足三里是治脾胃病的第一穴，要化脾湿当然也不能落下它。刺激方法最好是艾灸，去得更快。操作方法为晚上睡前，按揉两侧阴陵泉之后，用艾条灸两侧足三里3～5分钟。

为了巩固刺激阴陵泉和足三里的效果，患者在饮食和日常保养上要予以配合。

1．饮食建议

少吃甜食，尤其是糕点、冰淇淋之类的东西，因为甜的食物可以加重脾湿。用薏苡米、大米熬粥喝。

2．日常护理

第一步 用温水轻轻清洗鼻子，然后用少许洗面奶轻轻洗掉鼻子表面上的污垢。再用清水冲洗。

第二步 取一定量的洗面奶按摩，深层清洗鼻子。时间长一点儿没关系。但是这种洗面奶必须是很柔和的，没有过敏反应的，一定不能有强碱性。切记，千万不要用香皂、硫磺皂之类的油脂性皂类。

第三步 洗净后最好用面巾纸或干净的毛巾擦干。

第四步 把吸油的面膜涂到鼻子上。这个面膜是乳状的，有着面霜一般的软度，抹到鼻子上可按摩。抹上一会儿就会干，干了先不要洗，粉色的膜干了就成了白色的，你会发现毛孔部位的油被吸了出来，就像蛋糕纸一样，面膜一点一点被油浸渍，时间越长越能看出来。

第五步 用收缩水收缩毛孔。记住，要用酒精含量低的收缩水。

当然，你如果想要成功去黑头的话，就一定要长期坚持，时间长了才有效果。

⊙ 美丽双唇，神厥和关元比任何唇膏都好

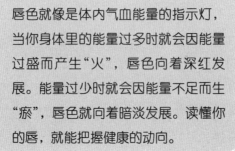

【气血养生经】 唇色就像是体内气血能量的指示灯，当你身体里的能量过多时就会因能量过盛而产生"火"，唇色向着深红发展。能量过少时就会因能量不足而生"瘀"，唇色就向着暗淡发展。读懂你的唇，就能把握健康的动向。

嘴唇是人的头部比较显眼的器官。不管是交谈还是做其他事，人们都是有意无意地在观察着对方的唇。很多人会在见面的第一时间告诉你，"你最近身体不好吧，唇色这么暗啊"、"你该少抽点烟了，嘴唇都青黑色"。

嘴唇是身体上所有器官中，第一时间把你身体里的情况暴露出来的窗口。没遮没拦，你身体里的所有良好和不好的情况，一览无余地暴露出来。

晓雪向来精力充沛，活泼开朗，事业、婚姻都顺心如意，不知让多少朋友羡慕。就在晓雪春风得意之际，有件麻烦事找上门来。那天，晓雪去美容院，被美容师取笑为"黑色素都沉淀到嘴唇了"，晓雪对着镜子一看，确实唇色暗淡，隐约中可以看到几个黑点……

晓雪当时就感到自己如一朵日渐枯萎的花儿，她意识到问题的严重性，及时上医院就诊，医生说她是阴虚性贫血症。

医生认为，对于阴虚性贫血的女性来说，贫血阻碍了人体进行氧化过程和新陈代谢，使身体各项功能的运作效率随之降低，导致女性出现皮肤粗糙、唇色暗淡等现象。

对于女人来说，润泽、细软的唇是女性表露性感的身体语言，也是健康

的缩影，如何拥有圆润饱满而不干燥的淡粉红唇呢？

光靠口红能骗得了别人却骗不了自己，由内到外的修炼才是长久之计，常按摩神阙和关元两个穴位比什么都好。

1．神阙穴

神阙穴是人们常说的肚脐，人体先天的强弱与此穴密切相关。故被称为"先天之本源，生命之根蒂"，所以古人有"脐为五脏六腑之本"、"元气归脏之根"的说法。神阙穴是人体任脉上的要穴，是调整脏腑、平衡阴阳的枢纽，经常按摩神阙穴是古今养生家的重要修炼方法，能调和脾胃、益气养血、温通元阳、复苏固脱，具有良好的养生保健作用。

具体操作如下：每日晚睡前、早晨起床前，平躺在床上，摒除杂念，保持心平气和，将手掌覆在神阙穴（肚脐眼）上，先用右手顺时针稍用力按摩100次，再用左手逆时针按摩100次，次数越多越好。关键是要坚持。

2．关元穴

中医认为，关元穴具有固本培元、补益下焦之功，凡元气亏损均可使用。临床上多用于泌尿、生殖系统疾患。现代研究证实，按揉和震颤关元穴，主要是通过调节内分泌，从而达到治疗生殖系统疾病的目的。

具体操作方法：温灸或按摩。

温灸：用扶阳罐每天温灸3～5分钟，有强肾壮阳，增加男性性功能的功效，建议长期坚持使用，效果显著。

按摩：按揉法或震颤法。震颤法是双手交叉重叠置于关元穴上，稍加压力，然后交叉之手快速地、小幅度地上下推动。操作不分时间地点，随时可做。注意不可以过度用力，按揉时只要局部有酸胀感即可。

如果嫌灸麻烦，还有一种方法也不错，每晚睡觉前，将一手掌的劳宫穴对准关元，然后将意念集中在此处，想象着有火从劳宫穴出来，温暖着关元穴，然后慢慢入睡即可，身材稍胖的人可能做这个动作的时候肘尖不能支撑到床面上，感觉有些上臂费力而不适，可以在肘尖的下面垫上点东西，以发挥支撑作用，做到整个手臂放松的状态。也可以双手搓热来温热关元穴。劳宫属心包经，属火，可以借助手掌的热力温热关元穴，该法宜每天坚持。意念配合非常重要。

⊙ 打造美臀，指压八髎和环跳穴

【气血养生经】 要想臀部美丽，就一定要强壮尾骶骨，而要想尾骶骨强一定要气血循环好。

臀部是女性拥有迷人曲线的重要组成部分，女人的臀部是表现女性美的重要部位之一。女人腰之摇曳，腿之修长，体态之婀娜，无不从臀部的曲线及形状中衬托出来。特别是女人穿上高跟鞋时，走起路来别具风姿。对于女性来说，臀部是仅次于乳房的非常重要的性区域，它在构成女性性感迷人的身段中起到独特的作用，女性完美身段不可缺少一个性感挺翘的臀部。

如何打造性感迷人的臀部曲线？

说男人不挑剔女人的身材，那绝对是假的，只不过有人溢于言表有人抑于内心罢了。周先生对女朋友的身材算是比较满意了，唯独对她的臀部，有点差强人意，每次女朋友坐在他大腿上，都感觉硌得生疼。

周先生当然不会说出来，而是寻找弥补的方法，在女朋友生日那天，他送了一份厚礼，一台气血循环机。

女友有点纳闷，周先生就美言说："现在流行送礼送健康嘛。"

女友有点失望，她希望的当然是漂亮的衣服或者珠宝钻戒呢，可是不久，她就知道这台机器的价值远远胜于珠宝，因为她修补了身材的缺陷，屁股开始变得浑圆结实了，不仅如此，面色也更红润了。

为什么气血循环机能弥补一个女孩子多年的身材缺陷，重新塑造她的美丽臀部？

因为根据中医观念，要想臀部翘尾骶骨一定要强，而要想尾骶骨强一定要气血循环好。而气血循环机恰恰就是为了推动人体气血循环而诞生的。

当然，我们并不一定要花钱买昂贵的仪器，人体就是仙药田，我们可以利用自身的穴位来达到美臀的目的，指压膀胱经的八髎穴与胆经的环跳穴是个快捷有效的方法。

八髎穴位于背部腰椎以下尾骨以上的骶骨后孔上，顾名思义共有八个穴道。环跳穴则左右各一，各位于两侧臀部的正中间，这两个穴道针对大而扁的臀部特别有效。由于穴位位于人体背部，所以需要另一人来协助指压按摩，按摩时以指力缓缓下压，停三秒后再放松力量，每一个穴位重复八次左右，特别要注意指压的同时必须达到酸、麻、胀、痛、热的感觉，才会达到效果。

如果有谁还想改善臀部下垂的问题，很重要的一个穴道则为"承扶"。此穴道臀部两边各有一个，位置在两片臀部臀线底端横纹的正中央。按摩承扶不但有疏经活络的作用，且还能刺激臀大肌的收缩，经由专家指压五分钟后，就会有轻微抬高臀部的感觉，特别要注意的是指压承扶时要分两段出力，首先垂直压到穴道点，接着指力往上勾起，才能充分达到效果。

此外，你也可利用一个最个性的运动法，来塑造完美的臀部曲线，就是"踮脚尖走路"。采取放松脚踝的踮脚尖走路法，可以刺激脚底的涌泉穴，随时随地都可以做。这个穴道攸关肾功能与雌性激素的分泌，对第二性征的完善发育相当有帮助，刚练习时可从二到三分钟开始，习惯的话，每次可做十五分钟。

针对解决臀部下垂的问题，由此延伸而来的踮脚尖运动也很有效：首先，身体立正，双脚并拢。然后，边吸气边踮脚尖，意志力集中在大脚趾与第二趾，脚跟踮起至离地约一个半两个拳头的距离，肛门缩紧。最后，吐气，慢慢将脚跟放下，肛门随之放松。重复踮脚至放下脚跟的动作，重复做八次。

在锻炼臀部肌肉的过程中，当你发现牛仔裤穿起来有形了，即表示你的臀部形状正在改变，你就尽情享受这种美妙的感觉吧。

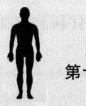

第十章

食物是最好的医药

一粥一饭亦养生

⊙ 慢食有利于补血

【气血养生经】 从现在开始，学会慢慢吃，让美味徘徊在舌尖。因为食物越细碎越养血，细嚼慢咽本身就是一种养气血的好习惯。

在慢生活理念回归的时代，慢食成为健康的饮食方式。所谓慢食，就是主张我们要放慢吃饭的速度，不要狼吞虎咽，而是为了享受美食，让美味在舌尖跳舞而细嚼慢咽。我们在放慢吃饭速度的同时，气血得到了极大的补益。

血的生成有一小部分是先天肾精生成，但主要是后天脾胃运化的水谷精微所成，也就是饮食。《医门法律》里就说"饮食多自能生血，饮食少则血不生"，意思是说血大部分都是通过饮食生成的。但这句话说得还不够完整，并不是将食物塞进嘴巴里、填进肚子里，这就算补血了，你要把食物的营养充分吸收，经脾胃运化转为气血，这才算从根本上达到了补血的目的。很多人吃饭时狼吞虎咽、囫囵吞枣，食物不分大小巨细一股脑全吞进肚里，不消化，怎么吃进去又怎么排出来。这根本达不到养血的目的，不过是食物在人体走了个过场罢了，于身体无益不说，还要白白损耗许多气血。

而有些人就不一样，他细嚼慢咽，吃进来的食物要用牙撕，用舌搅，用唾液化，直到食物变细，变碎，变软，这才进入了脾胃。这样的食物可被充分吸收，该利用到的部分一点儿都不浪费，没用处的部分统统排出体外。如此有规有律，各个脏器配合无隙，自然气血充足，身健体康。君不见，那些鹤发童颜的老寿星，吃饭的速度一个比一个慢。

所以，古人常说，吃饭要细嚼慢咽，这是有道理的，细嚼慢咽才能将食物充分磨细嚼碎，充分吸收化为气血。简言之，食物越细碎越养血！这个道理可以从很多地方得到验证。

很多子女在为年迈的双亲做饭时，我们都会注意到一点，那就是汤要尽量稀，粥要熬得足够黏软，菜要炖得足够烂，肉等厚味食物不易消化，所以我们会熬成肉汤，汤里的肉要煮得十分烂了，这才能给父母吃。这个道理再简单不过。因为人的年龄越来越大，脾胃等脏器功能越来越弱，过大、过生、过硬、过糙的食物，都可能伤害到老人的脏器，而且也极难吸收，所以，老人的食物切记要做细做碎。

这个结论即使在西医里也可以得到印证。西医中有一种方法，就是将食物打成粉状，摄入人体，甚至无须脾胃的运化，营养物质就可以直接被人体吸收。我们都知道一两岁的小孩子因为消化脏器还未成熟不能吃硬嚼粗，所以只能喂给他母乳、奶粉、面汤汁液类食物，就算能吃馒头等东西了，他的妈妈也会亲口嚼成泥状才喂给他。

这些不都说明了细碎的食物更容易被人体吸收也即养血吗？

所以我们建议疾病初愈者、产后妇女、老人、小孩子等脾胃虚弱的人，多食用一些将肉炖得很烂的肉汤，像牛肉汤、羊肉汤、猪肝汤、鸡汤等，这对养生及疾病的治疗很有好处。另外，日常食用的黑米、血糯米、大米等要做成糊，配以同样做成糊的红枣、花生、莲子、枸杞子等，养血效果也是奇佳。

为保证进入脾胃的食物足够细碎，推荐使用这两种简便易行的小方法：

1. 多吞咽口水。因为口水有稀释食物、清洁口腔、助于消化的作用；

2. 每口食物宜少量，而且吞咽两次。吞咽两次可以将食物稀释得更彻底，尤其对于消化困难的人来说这一点很有必要。

越细碎的食物越养血，这是一条老少皆宜的养血法则。也许你平时已经无意识地做到了，我们今天把它再次讲出来，就是希望你能有意识地从吃饭这样的小事入手，保持身体气血的平衡，并影响身边的每一位亲朋好友。

⊙ 节食减肥，气血严重缩水

【气血养生经】 绝对素食主义不利于健康，因为仅靠蔬菜和水果是无法维持气血来源的。

时下出现很多"饮食新理念"，其中之一就包括不吃主食，以蔬菜为主的饮食原则。有两类人群持这种观点：第一类，想减肥的人；第二类，某些宗教人士。我们在临床中发现，很多减肥的女性为了控制热量摄入，不吃主食，只吃蔬菜水果，久而久之，面有菜色，要么焦黄晦暗，要么脸色苍白；精神体力衰弱，大便稀溏，疲乏无力，造成月经量少甚至绝经，来门诊求治妇科疾病，希望调理月经。

有一位患者，今年35岁，却不幸得了癌症。医生问她平时的饮食习惯，她说，为了减肥，常年不吃主食，体温偏低，易生病，易感冒。医生终于知道她得癌症的原因了，并列出了这位病人的患癌公式：不吃主食不吃肉造成营养不良——体温低——寒气重——气血两亏——抵抗力低——免疫力差——容易生病——长肿瘤——最后得癌症。

中医认为"脾胃为后天之本，气血生化之源"，不吃主食，水谷精微无从摄取，气血无从生化，后天之本亏耗，导致月经量少、月经不调甚至闭经。因此，医生在诊治这类疾病时，通常要求患者恢复正常饮食，以保证气血之来源，此外，建议喝小米粥加红糖以充养脾胃，迅速恢复元气。

宗教界也有一些出家人和在家居士，也是不吃主食仅吃蔬菜，绝对素食主义。但是据专家们观察，大部分遵从这个饮食原则的人久而久之面黄肌瘦，身体衰惫，气色晦暗。其原因不外乎上文所讲的仅靠蔬菜是无法维持气血来源的。蔬菜多为植物的茎和叶，其疏通力量比较强而补养力量比较弱，气血虽然可以得到疏通但得不到补养，尤其是脾胃没有水谷滋润，久之就会造成脾胃气虚的病机。所以说，那些面如菜色的人通常其饮食结构是有问题的，他们整天吃的就是青菜。但愿此说能引起那些不吃荤的素食主义者的足够注意。

⊙ 不吃早餐意味着后半生毁灭

【气血养生经】 每天早晨起来，身体诸多器官都像饥饿的婴儿，嗷嗷待哺，进食早餐等于是给它们喂饭，是非常重要的。即使你不为自己的嘴巴而吃，也要为它们而吃。

现在，人们的吃饭习惯已经很成问题了，连老祖宗传下来的一日三餐都快被废弃了，很多人的早餐要么就被省略，要么就"在街头流浪"——包子油条煎饼果子，已经很少有人在家里好好做一顿早饭享受美食了。可是你知道不吃早餐意味着什么吗？意味着后半生的毁灭。

何先生是京城有名的律师，对于不吃早餐有害健康的说法他从来都是不屑一顾，他总是拍着胸脯说："我长这么大就没吃过几顿早餐。上学的时候为了睡懒觉，从来不吃；上班为了不迟到，来不及吃，我照样身体倍儿棒，吃嘛嘛香。"

可是现在，他却无法自信起来了，神经衰弱、失眠健忘、胸闷气短的毛病让他怀疑自己是不是早衰。当医生告诉他这是长期不吃早餐的后果时，他几乎傻眼了，不就是每天早上比别人少喝一碗粥少吃一个鸡蛋的差距吗，怎么会有这么严重的后果呢？

因此，早饭的重要性是非同一般的。如果你能清楚地知道早饭在为谁而吃，你就认可这一点了。

1．为肝而吃

肝主升发。早晨是肝气最旺的时刻，也是人最清醒最有活力的时刻。如果早晨不吃饭，肝气升发而无气血支撑，时间长了就会产生虚劳诸症。男性早泄、女性经期提前，均因肝气虚衰而生风燥。虚劳已成者，疲劳乏力，更不思饮食，肝气虚衰，胃气伤亡，诸医束手，诸药难调。

2．为胆而吃

早晨不吃饭会诱发胆囊炎，这个说法是正确的。肝气升发而无气血支撑就会造成肝气的虚衰，肝虚则胆旺，炎症四起。

3．为胃经而吃

辰时，也就是早上7～9点，这个时候是胃经在值班。经过一夜的消耗，它早就饿坏了，这个时候我们就该及时给它补充营养。

卯时人体内的阳气就已经完全升发起来了，辰时太阳出来后，天地间一片阳的气象。此时人体就需要补充一些阴，以调节阴阳平衡。而食物就是属阴的，此时吃早餐，就像春雨滋润万物一样。又因此时阳气最盛，脾胃的运化功能最强，就算摄入的热量再多，我们的身体也能把它们"消灭干净"，所以也不用担心自己会长胖。如果你不吃早餐，到了胃经值班时无事可做，就会过多地分泌胃酸，长此以往，胃病就会找上门来了。再者，没有食物，脾胃气血生化乏源，对各脏腑也会造成不利的影响。

许多人往往有不吃早餐的习惯，美其名曰"减肥"。其实，清晨是人体阳气最旺之时，脾胃运化能力也最强，此时吃下去的食物可以得到很好的消化吸收，完全不会有"增肥"的困扰。而不吃早餐，阳气不够，才会让你增肥呢。

因此，按时吃早餐对于保持身体健康是很重要的。每天早晨喝点稀饭牛奶，吃点馒头蔬菜之类的，可助肝气升发，保养胃气。

对于虚劳已成者，可每周喝两次鸡汤，平时每天多吃早餐，一般就可以很快恢复。为什么喝鸡汤呢？鸡入肝，可助肝气升发，肝气升发则虚劳感减轻，饮食皆可入，调养月余即愈。这也是坐月子的女人吃老母鸡的原因。女人生产失血，血虚风燥，诸病皆生，老母鸡炖汤补肝气，润风燥，风燥息，则善食。

对于早泄和月经提前者，也可炖点鸡汤喝，前面提到了，早泄和月经提前者均为肝虚风燥，因此喝鸡汤效果比吃药好很多。

⊙ 尽量不吃冰冷食物

【气血养生经】 气血要想在体内正常循环，必须要温温的才走得顺。如果身体遇到冰冷，气血就会走得不顺畅，冰冷的东西下肚，脏器和经络也变冷收缩，气血就会碰钉子。

炎热的夏天，喝杯冰凉的冷饮，真是痛快！或是吃碗美味的芒果刨冰，更是一大享受。只是这样大口吃冰的痛快，换来的恐怕会是身体的严正抗议。

比起身边的女同事，马小姐算是幸运女孩了，因为办公室里一共有五位同事，只有她没有痛经的毛病。可是这两个月，她也跟着倒了霉，痛经也找上门来。一开始她认为是偶然现象，开玩笑说是被同事传染的，可是连续几个月都是如此，她就只好去就医了。

医生问她是不是偏爱吃冷食，马小姐点头承认。

医生说："冰箱的发明，对女性生理期有极大影响。因为经血要排出，必须要温温的才走得顺，如果身体遇到冰冷，血液就会走得不顺畅。许多生理不顺的女性，都有爱喝冷饮或是吃冰的习惯，这些冰冷的东西下肚，子宫也变冷，经血冷冷的排不出来就容易形成血块。"

马小姐很疑惑，为什么以前吃冰的东西都没什么影响，现在却碰不得？医生告诉她，以前也许年轻气盛，气血循环好，就算吃了冰冷的东西对身体影响也不大。不过女性从30岁开始老化，身体功能逐渐走下坡路，气血循环也会变慢，如果遇到冰冷食物，就会使循环更慢。马小姐心服口服，从此再也不吃冰冷的东西，而是放一放，等回暖了再吃。

冷饮过量不利养生，除了食物的温度对生理期有影响，食物的属性也要注意。根据食物进入人体后对人体所产生的作用，可以将食物分为许多不同的种类：食入后能够产生温煦机体功能，促进气血循环，或刺激代谢作用的食物，归为温性或热性食物，例如姜、葱、桃等；而食入后降低气血运行效率，减缓或阻滞生理功能的食物，归为寒性、凉性食物，例如苦瓜、西瓜、火龙果等。饮食偏嗜，不论是食入过多的寒性食物，或过多冰冷的食物，对人体都是　大负担，因为食入它们均会直接阻滞胃气的运行，影响消化吸收的功能，间接产生许多对人体不利的影响。

以西医学的观点而言，冰品对人体造成一定的刺激，最直接的反应就是引起血管收缩，减少局部组织的血流量。就中医的观点而言，人体最基本赖以维生的气、血、津液之所以能够畅通无阻、运行不息，全依赖一身的阳气来温煦和推动。如果食入温度和体温相去甚远的冰冷食物，必然会耗掉许多阳气来提升这些食物的温度，以利生化代谢功能的执行。除了耗气，冷食还可能产生气血运行受阻或不顺畅等各种病变。过食生冷会引起消化功能紊乱、损伤脾胃功能、寒湿内生，发生腹痛、泄泻、气短倦怠以及类似急性肠胃炎的症状。

也许刚开始进食冰冷食物的时候，你不觉得胃肠有什么不舒服，但日子一久或年龄渐长，你会发现或是大便总是稀稀的，或是皮肤越来越差，或是喉咙总隐隐有痰不清爽，时常感冒，小毛病不断，这就是伤了胃气，伤了身体的抵抗力。

有些女性担心身体过胖，或是为了健康着想，很喜欢吃生菜沙拉来摄取纤维，不过，生菜沙拉里的蔬菜及水果有许多都是寒性食物，最好不要轻易尝试或经常食用。

如何更好地避免冰冷食物对人体的伤害呢？请您做到：

1．早餐吃热食

吃早餐应该吃热食，才能保护胃气。中医学说的胃气，其实是广义的，并不单纯指"胃"这个器官而已，其中包含了脾胃的消化吸收能力、后天的免疫力、肌肉的功能等。因为早晨的时候夜间的阴气未除，大地温度尚未回升。体内的肌肉、神经及血管都还呈现收缩的状态，假如这时候进食冰冷的食物，必定使体内各个系统挛缩，血流更加不顺。

因此早上第一次进食，应该是享用热稀饭、热燕麦片、热豆花、热豆浆、芝麻糊、山药粥等，然后再配着吃蔬菜、面包、三明治、水果、点心等。

2．别再贪喝冰饮

越来越多的人为了补充维生素，喜欢在冰箱中储存蔬果汁，拿出来就喝。虽说这样可以摄取蔬果中的营养，但大家忽略了一个关键问题，那就是人的体内永远喜欢温暖的环境，身体温暖，微循环才会正常，氧气、营养及废弃物质等的运送才会顺畅。所以不能直接拿来就喝，尤其是吃早餐时，千万不要先喝冰蔬果汁、冰咖啡、冰果汁、冰红茶、绿豆沙、冰牛奶等等。

女性在生理期吃了太多寒性食物，也会造成生理期不顺。寒性食物包括：各种瓜类如苦瓜、冬瓜、西瓜等，以及柑橘类。另外，酸性水果因为有收敛作用，会把原本要排出的经血收起来，造成经期不顺，所以生理期中也要尽量避免吃酸性水果。

3．掌握因应对策

一是从冰箱拿出来的东西不要直接吃，最好等回温后再吃。

二是通过烹调方式可以改善食物属性，像是多数蔬菜都偏凉性，烹调时加入姜、葱、蒜等热性食物就可以改善；另外，炒过的青菜凉性也会减少。

⊙ 保养气血不能只靠补品

【气血养生经】 健康与自身体质息息相关，适当地进补可以让身体状态更佳，但是如果进补的方法不对，往往还会给身体带来副作用。世界上没有身体条件完全相同的两个人，所以也没有人人适宜的补品。

现在，市场上补气血的保健品、补品简直太多了，名字也取得很有针对性，这膏那口服液的比比皆是。这些补品的市场非常火爆，看病号、访亲友，都忘不了带上点补血口服液、太太口服液之类的补品。还有那些疲劳的上班族，办公桌的抽屉里都放着一种或几种保健品。

据说，中青年人已经成为保健品的主要消费者。

周末，在某医院门诊部内，医生在极力地说服前来购买某药的一位青年商务人士。

这位青年男子表示自己长期处于亚健康状态，缺乏运动，长期处在封闭的空调房内，经常出现失眠、焦虑、消化不良等症状。他有位朋友的症状和他一样，据说是吃了从该医院买的药就好了，他希望医生也能给他开同样的药物。而医生则认为人和人的体质不一样，身体条件不一样，所以没有万人一方的药，建议他排队挂号，看过医生再拿药。

可是这位青年表示做不到："人在江湖身不由己，从您这里出去我就得打车去机场，哪有工夫排队啊。您不卖我，我就去买某某口服液喝吧，反正效果也不错。"

望着青年远去的背影，医生摇了摇头……

据我们了解，很多人"宁可吃蛋白粉，却不肯吃鱼肉；宁可吃补品，却不肯吃饭"。由于保健品市场上关于健康的宣传有些变味，过于突显了补品的价值，食疗的作用被掩盖。而科学的观点是，保健食品、中药膏方都不能盲目进补，食疗更胜于药补。

同时，若要进补也须因人而异，严格遵医嘱服用。随意进补非但不会增强体质，反会弄巧成拙引起身体不适。

首先，有些保健品可能含有一定量的激素，而激素是把"双刃剑"。以女性保健品为例，不少女性补品在延缓衰老的同时，还可能使乳腺导管上皮细胞增生，甚至癌变。据统计，全世界每年约有120万妇女患有乳腺癌，在我国，乳腺癌在女性恶性肿瘤中居首位。研究发现，引发乳腺癌的原因很多，但最终都可归结为一点：人体内的雌激素"作怪"。而几乎所有的女性养颜保健品中都含有激素！

其次，就算是中药成分的保健品，也必须按不同体质和虚实情况服用，千万不能盲目乱吃。因为中医药学的最大特点和长处，就是针对每个人的个体差异，在进行了具体的辨证论治之后，方能拟方用药。中医一般将人的体质分为寒热、虚实两大类型，因此中医养生保健，首先必须区分不同的体质和虚实情况，所谓"虚者补之、实者泻之"、"热者寒之、寒者温之"、"气主薰之、血主濡之"。所以，如果确实需要服用一些中药保健品，最好先搞清楚自己究竟是该"补"还是该"泻"，是该"温"还是该"凉"，是该"补气"还是该"补血"。否则就很可能会导致药证不符，危害健康。

还有，由于人体的某些生理原因，在食用中药保健品时一定要注意各个生理期的特殊性。如中医认为，女性在经期一般不宜服用含有各种滋补成分的中药保健品，不然就很容易因进补不当影响到体内经血的正常排泄。对于女性在怀孕后的身体调补，中医多主张"产前宜凉不宜温，产后宜温不宜凉"，所以，妊娠期间女性切不可大量服用含有人参、党参、黄芪或鹿茸制品等成分的温性滋补保健品。相反，产后则不宜过多摄入含生地、珍珠粉或龟、鳖制品等成分的凉性滋补保健品。因这类保健品的许多原料本身即是药物，具有一定的药理作用，它们对人体的神经、内分泌等功能难免会产生正反两方面的影响，若随意服用很容易扰乱女性体内的生理周期和激素平衡。

问题分析到现在，保健品的真相已经浮出水面，或者是陷阱，或者是双刃剑，使用不当不仅不能保你健康，弄不好性命都难保。因此，朋友们千万不要轻信煽情的保健品广告，除了你自己，没有谁为你的身体买单。

⊙ 常用补气食物

1. 粳米

味甘、性平，归脾、胃经。作用：补中益气，健脾和胃。宜于中气不足，倦怠乏力、食少便溏，脾胃不和，呕吐、泄泻。

2. 籼米

味甘、性温，归肺、脾、心经。作用：补脾胃，养五脏。宜于脾虚湿盛腹泻。热证、湿热证、阴虚证忌食。

3. 糯米

味甘、性温，归脾、胃、肺经。作用：补中益气，补肺敛汗。宜于脾虚腹泻，近来用于治疗慢性胃炎、消化性溃疡。黏滞难化，食积证、气滞证、湿证、脾虚胃弱及消化不良者忌食。

4. 扁豆

味甘、性微温，归脾、胃经。作用：健脾化湿，清暑和中。宜于脾虚湿盛，食少便稀，暑湿吐泻。气滞腹胀者忌食。

5. 豇豆

味甘、性平，归脾、肾经。作用：健脾，补肾。宜于脾胃虚弱，腹泻，呕吐。气滞证和便秘者忌食。

6. 马铃薯

味甘、性平。作用：补气、健脾。宜于脾虚体弱，食欲不振，消化不良。发芽的马铃薯芽与皮有毒，忌食。

7. 红薯

味甘、性平，归脾、胃经。作用：补脾胃、益气力、宽肠胃。宜于脾胃虚弱、形瘦乏力、纳少泄泻。多食易引起反酸烧心、胃肠道胀气。

8. 山药

味甘、性平，归脾、肺、肾经。作用：补气健脾，养阴益肺，补肾固精。宜于脾气虚弱，食少便溏，慢性泄泻。湿盛和气滞胀满者忌食。

9. 栗子

味甘、性温，归脾、胃、肾经。作用：补脾健胃，补肾强筋，活血止血。宜于脾虚食少，反胃，泻泄。气滞腹胀者忌食。

10. 鸡肉

味甘、性温，归脾、胃经。作用：补中益气，补精添髓。宜于脾胃虚弱，疲乏，纳食不香，慢性泄泻。实证、热证、疮疡和痘疹后忌食。

11. 兔肉

味甘、性凉。作用：补中益气，凉血解毒。宜于脾虚食少，血热便血，胃热呕吐反胃，肠燥便秘。虚寒、泄泻者忌食。

12. 猪肚

味甘、性温。作用：补益脾胃。宜于虚弱、泄泻，近代用于治疗胃下垂和消化性溃疡。

13. 牛肚

味甘、性温。作用：益脾胃，补五脏。宜于病后气虚，脾胃虚弱，消化不良。

14. 羊肚

味甘、性温。作用：补虚弱、益脾胃。宜于形体瘦弱、脾胃虚寒。

15. 牛肉

味甘、性平，归脾、胃经。作用：补脾胃，益气血，强筋骨。宜于脾胃虚弱，食少便稀，中气下陷，慢性泄泻。

16. 鳜鱼

味甘、性平，归脾、胃经。作用：补脾胃，益气血。宜于脾胃虚弱，食欲不振。虚寒证、寒湿证忌食。

17. 泥鳅

味甘、性平，归脾、肺经。作用：补中益气，利水祛湿。宜于中气不足、泄泻、脱肛。

18. 香菇

味甘、性平。作用：益胃气，托毒透疹。宜于脾胃虚弱，食欲不振，倦怠乏力。属于发物，麻疹和皮肤病、过敏性疾病忌食。

19. 蜂蜜

味甘、性平，归脾、肺、大肠经。作用：补脾缓急，润肺止咳，润肠通便。宜于脾胃虚弱胃痛，津亏肠燥便秘，近代用于治疗消化性溃疡。湿证、湿热证、胃胀腹胀、呕吐、便稀者忌食；不宜与葱、莴苣同食。

20. 莲子

莲子，为睡莲科植物莲的成熟种子。又名藕实、莲实、莲蓬子。补益心气，健脾止泻，补肾固精。主治脾虚，便溏，痢疾，食欲不振；或心肾不交，失眠多梦，心悸，五心烦热；或肾虚失摄，精关不固，遗精，滑泄，带下量多，尿频，遗尿，尿失禁等症。

21. 芡实

芡实，为睡莲科植物芡的成熟种子。又名卵菱、鸡头米、鸡头果、鸡嘴莲、水鸡头等。生于池沼湖泊中。以颗粒饱满均匀，粉性足，无碎末及皮壳者为佳。固肾涩精，补脾止泻。主治遗精，淋浊，带下，小便失禁，大便泄泻等症。

22. 菱角

菱角，为菱科植物菱的果肉。又名芰实、水栗、沙角、水菱等。生食：清热解暑，除烦止渴；熟食：益气健脾，解酒毒。主治脾胃气虚，大便稀溏，或久泻久痢、易倦乏力等。

⊙ 常用补血食物

1. 黑豆

我国古时向来认为吃豆有益，多数书上会介绍黑豆可以让人头发变黑，其实黑豆也可以生血。黑豆的吃法随各人喜好，如果是在产后，建议用黑豆煮乌骨鸡。

2．大麦

大麦为五谷之长，有补虚弱、壮血脉、益颜色、实五脏、化谷食、滑肌肤等养生保健功效，久服益人，可使头发乌泽、容光焕发。

3．芝麻

芝麻为胡麻科植物脂麻的种子，古有胡麻、油麻、脂麻之称；其颜色有黑、白两种，性质基本相同，药用多取用黑芝麻。黑芝麻性味甘平，入肝肾经，具有滋补肝肾、养血生津等功效。

4．南瓜

被清代名医陈修园赞誉为"补血之妙品"的南瓜，富含植物性蛋白质、胡萝卜素、维生素、必需氨基酸、钙、锌、铁、钴、磷等等，其中，钴是构成维生素B_{12}的重要成分之一，可以帮助血液中的红细胞正常运作；锌则会直接影响成熟红细胞的功能；铁元素则是制造血红蛋白的基本微量元素。

5．红枣

味甘、性温，归脾、胃经。作用：补益脾胃，养血安神。宜于脾胃虚弱，食少便稀，疲乏无力。气滞、湿热和便秘者忌食。

6．胡萝卜

胡萝卜含有很高的维生素B、维生素C，同时又含有一种特别的营养素——胡萝卜素，胡萝卜素对补血极有益，用胡萝卜煮汤，是很好的补血汤饮。不过许多人不爱吃胡萝卜，可把胡萝卜榨汁，加入蜂蜜当饮料喝。

7．面筋

这是种民间食品。一般的素食馆、卤味摊都有供应，面筋的铁元素含量相当丰富。而补血必须先补铁。

8．菠菜

这是最常见的蔬菜。也是有名的补血食物，菠菜内含有丰富的铁、胡萝卜素，所以菠菜可以算是补血蔬菜中的重要食物。

9．龙眼肉

龙眼肉就是桂圆肉，任何一家超市都有售。龙眼肉除了含丰富的铁外，还含有维生素A、维生素B和葡萄糖、蔗糖等。补血的同时还能治疗健忘、心悸、神经衰弱和失眠症。龙眼汤、龙眼胶、龙眼酒之类也是很好的补血食物。

10.萝卜干

萝卜干本来就是有益的蔬菜，它所含的维生素B极为丰富，铁含量很高。所以它是最不起眼最便宜但却是最好的养生食物，它的铁含量除了金针菜之外超过一切食物。

11.发菜

发菜的颜色很黑，不好看，但发菜内所含的铁较高，用发菜煮汤做菜，可以补血。

12.葡萄

葡萄含有丰富的钙、磷和铁，以及多种维生素和氨基酸，是老年人、妇女、体弱贫血者和过度疲劳者的滋补佳品；怀孕的妇女也建议可以多多食用，不但对胎儿营养有益，也能使孕妇面色红润、血脉畅通。

13.甘蔗

冬季水果中，相当受到人们喜爱的甘蔗含有多种的微量元素，包括铁、锌、钙、磷、锰等等，其中以铁的含量最高，每千克可以高达9毫克，位居水果之冠，因而有了补血果之称。不过，从中医的角度来看，甘蔗性寒，脾胃虚寒者应少食用。

14.桑椹

桑椹为桑科植物桑的果实，古称桑实、乌椹、桑果。桑椹有乌、白两种，以黑紫色者入药为佳。桑椹性味甘寒，入肝肾经。具有补肝益肾、滋阴养血之功效。

15.黑木耳

黑木耳性味甘平，具有补益气血、润肺补脑、健身强志及和血养容等功能，适用于崩中漏下、痔疮出血、高血压、脑血管硬化及便秘等症。

16.红糖

红糖为禾本科植物甘蔗茎之汁，经炼制而成的赤色结晶体，又称黑砂糖、赤糖、紫砂糖。红糖味甘，性温，入肝、脾、胃经，具有养血活血、补中暖胃的功效。

17. 鸡蛋

鸡蛋是一种营养非常丰富的食品。中医学家认为，蛋黄与蛋白虽同在一壳之中，但药用价值却不尽相同。鸡蛋黄味甘、性平、入心肾经，具有滋阴养血，润燥息风之功；鸡蛋白味甘，性凉，具有润肺利咽、清热解毒之效。就补血益阴而言，鸡蛋黄远胜于鸡蛋白。鸡蛋黄滋阴养血，适用于阴血亏虚所致的心烦不得眠、虚劳吐血、胎漏下血、心悸怔忡及盗汗等症。这是中医学几千年的经验。

18. 动物肝脏

动物肝脏系指一般日常食用的猪肝、羊肝、牛肝、兔肝及鸡肝而言。因这些动物肝脏的功效大致相仿，故统而述之。动物肝脏营养丰富，一般含有糖元、蛋白质、碳水化合物、维生素A、维生素B_{12}、钙、磷及铁等成分。它可以改善人体造血系统，促进产生红细胞、血色素，制造血红蛋白等。因此，肝为强壮补血之佳品。各种肝脏功效大同小异。猪肝味甘苦，性温，具有补肝、养血及明目之功，适用于血虚萎黄、夜盲、浮肿及脚气诸症；羊肝味甘苦，性凉，具有养血、补肝及明目之效，适用于肝热上扰所致的目暗昏花、雀目、障翳及血虚致痨等症。总之，动物肝脏无论性质寒或热，均有养血、补肝及明目功效，堪称补血益肝之佳品。

19. 乌骨鸡肉

乌鸡肉味甘，性平，具有补血益阴，退热除烦功效。乌鸡与一般家鸡不同，家鸡雄者补阴，雌者补血，而乌鸡补血功效较雌鸡更为突出，重在补血益阴，故适用于虚劳骨蒸、羸弱盗汗、身倦食少、消渴咽干、五心烦热及肌肉消瘦等阴亏血少、内热郁生之症。乌鸡入血调经，为妇科良药，专治妇女虚劳所致的月经不调、腰膝酸软、崩中漏下、赤白带下及各种由虚亏内伤引起的妇产科疾病。正如《本草经疏》所说："乌骨鸡补血益阴，则虚劳羸弱可除，阴回热去，则津液自生，渴自止矣，阴平阳秘，表里固密，邪恶之气不得入，心腹和而痛自止，益阴，则冲、任、带三脉俱旺，故能除崩中带下一切虚损诸疾也。"可见乌鸡为补血益阴之上品。

⊙ 常用补气中药

1．人参

人参为五加科多年生草本植物人参的根，味甘、微苦、性温，具有大补元气、生津止渴、轻身益气、延年益寿的功效。但按其加工方法不同，又可分为红参、生晒参、糖参、参须等。它们虽然都有补气之功效，但又各有千秋。

生晒参：性较平和，不温不燥，既可补气，又可生津，适用于扶正祛邪，增强体质和抗病能力。

红参：补气中带有刚健温燥之性，长于振奋阳气，适用于急救回阳。

糖参：性最平和，效力相对较小，适用于健脾益肺。

参须：以红参须为多见，性能与红参相似，但效力较小而缓和。

野山参：无温燥之性，大补元气，为参中之上品，但资源少，价格昂贵，很少用。

人参的用法多种多样：可炖服，炖时要用文火(慢火)煮沸1小时以上，以便把人参有效成分煎出，保证疗效，用量一般3～9克；可吞服或嚼服，即在人参干燥后，研为细末，每次用量10克左右，这样用量小，可节省药物，但能保证一定的疗效；还可酒浸，即把人参，或配其他药共切碎，放入好米酒内浸泡，一般1个月后便可饮服，每次两三汤匙，一日2次。若要酿酒，可用人参为末，同面米酿酒，每次两三汤匙，每日两三次饮用。

由于人参较贵重，故要好好保存，如要防霉、防虫蛀、防变质。平时宜放阴凉干燥处保存；或将其放入装有石灰的木箱或器具中，要将口封严。

2．西洋参

西洋参作为滋补珍品已有几千年的使用历史。西洋参又叫花旗参，主要产于美国和加拿大，其味甘、微苦、性凉，能补气养阴，清火生津，为清补保健之妙品，凡欲用人参而不耐人参之温者，皆可用之。以西洋参易人参，则养阴之力增强，可供激烈活动时疲劳乏力，口渴、出大汗者服用，为体育保健之佳品。若将本品与核桃同用，健脑之效极好，久服令人益智不忘，并有预防脑卒中之功。戏曲、歌唱演员常饮，有益于嗓音保健。

本品服法主要是：将其研为细末，每次服1～1.5克，温开水送下，也可煎服，每次1.5～3克，煎时多用文火，可代茶饮，或与其他煎好的药汁同服。

但本品不适用于体质虚寒而阳气虚者。平时保存要防霉、防虫蛀，宜放于阴凉干燥处，或干燥后密封保存。

3．党参

以桔梗科植物党参的根入药，性味甘平，功能补中益气，养血生津，为滋补保健之品，虽与人参功同，但力量缓弱，临床上常作为人参的代用品以治疗气虚证。据现代研究，本品有强壮作用，能增强身体抵抗力，能使红细胞增加，白细胞减少；也可使周围血管扩张，降低血压，并能抑制肾上腺素的升压作用。

本品用量一般为3～9克，在重病或急病时，也可用到15～30克，或更多些。

4．黄芪

药用其根，为重要的补气药，全身之气皆能补益。《神农本草经》列为上品，以豆科植物黄芪和内蒙黄芪等的根入药。味甘，性微温，能助卫气，固表，补中气，升清气，托疮毒，利小便，为温养强壮保健之佳品。据现代研究和临床应用表明，本药确有强心、保护肝脏、兴奋中枢神经系统等多方面强壮作用，若用大剂量的(30～60克)黄芪，有降压、利尿、增加血浆蛋白、降低尿蛋白等作用，故常用于高血压肾病证属阳气衰弱者，收效良好。若与当归相配，能使大白鼠红细胞电泳明显加速，使其恢复到青年大鼠水平，说明当归与黄芪相配有使"老年"红细胞趋向于年轻化的作用，有利于抗衰老。黄芪用量为3～9克，重病或需要时，可用到30～120克。但胸闷胃满，表实邪旺、气实多怒者勿用。

5．白术

以菊科植物白术的根茎入药，其味苦、甘、性温，有补脾益气，燥湿利水、固表止汗之功，是脾胃气虚，体弱自汗及妊娠胎动不安的常用药。据近代研究，本品可使胃肠分泌旺盛，蠕动增速，入血可使血液循环加快，还有降低血糖和利尿作用。《神农本草经》里说："久服轻身延年，不饥。"说明常服白术可延年益寿。

白术补气，偏于健脾，补中焦以生气血，适用于生气血以治虚；而党参、人参补气，偏于补脾肺元气，适用于补虚救急。

用量一般为5～10克，重病或需要时，也可用到15～30克左右。白术忌与桃、李、雀肉、青鱼同食。

6. 黄精

以百合科植物多种黄精的根茎入药，性味甘平，具有补脾润肺、补肾益精、强筋骨、乌须发、抗衰老的作用。如《日华子本草》说："补五劳七伤，助筋骨、止饥、耐寒暑、益脾胃、润心肺，单服九蒸九晒，食之驻颜。"《名医别录》列黄精为上品，称其"主补中益气，除风湿，安五脏，久服轻身延年不饥"。可见，自古以来人们就把黄精视为滋补强壮、延年益寿之良药，并有"仙人余粮"、"仙人饭"等美名。据现代研究证明：黄精能增强心肌收缩力、增加冠状动脉流量，改善心肌营养，防止主动脉粥样硬化及脂肪肝的浸润，并能提高机体免疫力，有促进造血功能，降低血糖等作用。

黄精由于性质平和，适用于久病，病时调养之用，前人经验认为"黄精可代参芪"，此说供参考。本品与鸡肉同蒸，鸡熟食用，能补益脾胃；与猪肉炖食，可加蜜或冰糖食用，能补虚润肺；水蒸，每剂量为9～15克，鲜者30～60克，内服。若痰湿盛所致的胃脘胀满，食欲不振，以及脾胃阳虚所致的泻泄等症忌用。此外，本品不可多食或过量服用，以免影响脾胃消化引起胃脘胀满。

7. 甘草

又名粉草，药用其根及根茎，性味甘平，健脾益胃，可用于脾胃气虚所致的饮食减少、倦怠乏力、四肢无力等症；也可补益心气，用于心虚所致的心悸怔忡、气短、脉结代等症；还能缓急止痛，可用于肌肉、血管挛急作痛；重要的是甘草能清热解毒，可解多种药物中毒，如解毒保肝，用于病毒性肝炎的治疗。此外，甘草可调和诸药，能缓和有些药物的猛烈作用，使其药性缓和，并保护胃气。还有，生甘草兼能润肺，对肺热所致的咽痛、咳嗽等有效。近代研究证明，本品为润滑祛痰药，口服后能使咽喉黏膜减少刺激，适用于咽喉炎症；还证明甘草有抑制结核杆菌的作用，可用于治疗肺结核。

用蜜炙过的甘草称炙甘草，适用于补中益气；生甘草适用于清热解毒；生草梢能治尿道中疼痛，适用于淋病。本品用量一般1～10克，但脾胃有湿而中满呕吐者忌用。也不可长期大量服用，过量可引起水肿、高血压。

8．五味子

为木兰科植物五味子的果实，因其味兼酸、辛、甘、苦、咸而得名，能敛肺定喘、滋肾涩精、止汗止泻、生津止渴，《神农本草经》将其列为上品，并说："主益气，咳逆上气，劳伤羸瘦，补不足，强阴，益男子精。"药王孙思邈说："五月常服五味子，以补五脏气。遇夏月夏季之间，困乏无力，无气以动，与黄芪、人参、麦冬，少加黄柏煎汤服，使人精神顿加，两足筋力涌出。""六月常服五味子，以益肺金之气，在上则滋源，在下则补肾。"可见，五味子有良好的补虚健身作用，常服能使人增强体力。现代研究结果表明，五味子与人参相似，能增强机体对非特异性刺激的防御能力，增强机体的条件反射功能，提高大脑皮质的工作能力，对呼吸中枢有兴奋作用；可以调节心血管系统的病理生理功能，使病态下的血液循环得到改善；可提高正常人和眼病患者的视力及扩大视野；对听力也有良好影响；还可提高皮肤感受器的辨别能力；对胃液分泌也有调节作用；此外，还有镇咳、去痰、抑菌等作用；是作用广泛的滋补强壮药。

本品用量一般1.5～9克，但肾阳亢奋、肺有实热、蓄痰停饮、肝火妄动、疹疹初发等症，皆禁用。

9．太子参

又名孩儿参，药用其块根，是一味很好的清补之品，其补气作用近似人参、党参，但效力较差，可用于脾胃气虚所致的食欲不振、乏力、自汗、气短等症。其补气之力虽不及党参，而生津之力却胜于党参，可代西洋参之用。

太子参水煎，每剂9～30克，内服；在夏季天热时，可用15克太子参与乌梅，共煮水加适量冰糖或白砂糖代茶饮，有益气生津防渴之功效。

10. 茯苓

以多孔菌科植物茯苓的干燥菌核入药，味甘、淡、性平，能健脾利湿，益智安神，补而不峻，利而不猛，既能扶正，又可祛邪，古人称之为"上品仙药"。现代药理研究发现，茯苓的主要有效成分茯苓多糖，是一种非特异性免疫促进剂，它不仅能提高机体的抗病能力，而且有较强的抗癌作用。茯苓中还含有茯苓酸、蛋白质、卵磷脂、麦角甾醇、组氨酸等，其中的卵磷脂是一种神经系统滋补强壮剂，这说明古人称茯苓能"保神"、"益智"是有科学道理的。实验研究还证明，茯苓有降血糖、抗溃疡和利尿作用。作为抗衰防老药，古人常将茯苓与苍术配合同用，原因如《经验方》里所说："乌髭发，驻颜色，壮筋骨，明耳目，除风气，润肌肤，久服令人轻捷。"医籍中尚有以本品与白芷同用，做膏剂、面脂之记载，长期使用防老去皱，令面光悦。此外，《百病丹方大全》载方：用白茯苓研极细末，加入白蜜调匀，每夜敷之，晨起洗净，可润泽肌肤，美容养颜，去面黑斑。

养颜：用茯苓9～15克，茯苓皮可用15～30克，茯神木可用15～30克。若阴虚津液枯乏者，不宜用本品，滑精者亦须慎用。

以上介绍的是常用的一些补气药，但由于气又有卫气、宗气、营气、元气、五脏之气、经络之气的区别，因此，在使用补气药时，应辨证施治。

⊙ 常用补血中药

1. 当归

当归为伞形科植物当归的根，又称千归。当归味甘辛，性温。具有补血活血、调经止痛及润燥滑肠等功效。据药理研究证明，当归有降低血压、保护肝脏、镇静、镇痛、提高全身代谢功能、利尿及对子宫有兴奋和抑制的作用等。当归乃补血要药，适用于心肝血虚所致的面色萎黄、眩晕身倦、心悸气短、手足羸弱等症。当归补血且能活血，血活则通，通则不痛，故当归可活血调经，行气止痛，适用于妇女月经不调、行经，腹痛、闭经不通、产后淤滞腹痛等症。并适于血瘀阻络所致的风湿痹痛、手足麻木、肢体瘀血、痛疽疮疡之血虚、血瘀。还能润燥滑肠，治疗大便秘结，尤其适用于老年习惯性便秘。自古医家认为，当归可分成三部分，各自功效有异。当归头止血而上行，当归身养血而中守，当归尾破血而下流，当归全身则和血而不走。因此，当归历来被视为血中圣药。

2. 阿胶

阿胶为马科动物驴的皮去毛后熬制而成的胶块，古称傅致胶、盆覆胶。阿胶味甘，性平，入肝肾经。具有补血滋阴、润燥、止血及安胎等功效。药理成分多由胶原及其部分水解产物所组成，基本成分是蛋白质、多种氨基酸及钙、硫等物质。据药理研究，阿胶有加速血液中红细胞和血红蛋白生成的作用。能改善体内钙平衡，促进钙吸收及防治进行性肌营养障碍症等。《本草纲目》说："阿胶，大要只是补血与液。"故其重在补血，适用于阴血不足所致的虚劳眩晕、心悸心烦及失眠多梦。阿胶性质黏腻，能凝固血络，适用于一切血证，如吐血、尿血、衄血、便血、咳血、崩漏、月经过多、妊娠下血、产后下血不止等症。阿胶养阴润燥，适用于虚劳咳喘、阴虚燥咳、咽干痰少、心烦口渴等症。因阿胶滋阴润肺，止咳止血，其性平和，故又为肺痨病之要药。服用阿胶时应以开水或黄酒化服，入汤剂应烊化冲服。因本品质黏有碍消化，脾胃虚弱或呕吐泄泻者忌服。

3. 熟地黄

熟地黄为玄参科植物地黄的根茎，经加工蒸晒而成。熟地黄味甘，性微温；入肝肾经，具有滋阴养血，益肾生精的功效。据药理研究证明，地黄有强心、利尿、抗过敏、降低血糖、升高血压及小量收缩血管，大量反而有扩张血管的作用。熟地黄适用于一切阴虚、血少、精亏之症，是补益肝肾、滋阴养血的要药。精血乃人体的基本物质，所以，熟地黄能培补下元而固本。临床用于肝肾阴虚所致的腰膝酸软、头晕目眩、气短喘促、心慌心悸、潮热盗汗、遗精劳损等症。适用于月经不调、崩中漏下、月经过多、胎前产后血虚不足等妇产科疾病。亦适用于肾阴亏虚所致的耳鸣耳聋、须发早白以及消渴、吐血、衄血等阴虚血亏之症。

4. 鸡血藤

鸡血藤为豆科植物鸡血藤的干燥藤茎。鸡血藤味苦，微甘，性温，入肝肾经，具有补血活血、通经活络、强筋骨、升血红蛋白和白细胞的功效。由于鸡血藤重在补血而活血，故适用于血虚经闭、月经不调、痛经等妇科疾病。鸡血藤可舒筋通络，又适用于肢体麻木、腰膝酸痛、风湿痹证及瘫痪等病。又因其活血而通络，故又适用于跌打损伤、瘀血肿胀等外伤性病患。

据临床报道，鸡血藤对因放射性引起的白细胞减少和贫血性神经麻痹症均有疗效。市售有一种鸡血藤膏，是用鸡血藤熬制浓缩成原膏，再取糯米、麦芽制成麦芽糖浆，另以红花、续断、黑豆煮成药液，将三者混合浓缩成膏。此膏味微甘，气香，功效同于鸡血藤而补血之力较强，可用黄酒化服，亦可烊化兑入汤剂中服用。

5．紫河车

紫河车为健康人的干燥胎盘，古称胞衣、混元丹。紫河车味甘咸，性温，入肺、肝、肾经，具有滋补气血、益肾生精之功效。紫河车含有大量胶质、蛋白质、钙、磷及镁等成分。据药理研究，胎盘含有多种抗体、干扰素、促性腺激素、催乳素及多种有应用价值的酶等成分，可以起到增强机体抵抗力、预防和减轻麻疹、流感等传染病，并有"激素样"作用。

紫河车补养气血，适用于身体羸弱、阴虚发热、骨蒸潮热、腰膝酸软、咳嗽、气喘、阳痿遗精以及妇女不孕、气血不足所致的习惯性流产、产后缺乳等疾病。紫河车大补气血与人参不同，它主要为滋补营阴，更适合于阴血不足、精气亏损所致的各类疾病。正如《折肱漫录》所说："有人谓河车性热有火，此说最误人。河车乃是补血补阴之物，何尝性热，但以其力重，固似助火耳，配药缓服之，何能助火。"因此，需长期服用疗效才能显著。本品药力和缓持久，久服百益而无一害。

6．白芍

白芍为毛茛科植物芍药的根，又称金芍药。芍药味苦酸，性微寒；入肝脾经。具有养血柔肝、补血调经，敛阴止汗、缓急止痛等功效。据药理研究证明，其主要有效成分为芍药甙，具有解痉、镇痛、抗惊厥、降低血压、扩张冠状动脉、增加冠状动脉血流量、改善微循环、抗血栓形成、解热及消炎等多种作用。白芍酸寒入肝为养血柔肝之要药。适用于肝旺血虚所致的头晕目眩、胸胁疼痛、四肢拘挛等症；补血调经适用于阴虚血亏所致的月经不调、行经腹痛及崩漏带下。敛阴止汗重、能治疗营阴不固的虚汗不止、夜寐盗汗、衄血咯血，肠风下血等症。

芍药之名首载于《神农本草经》，后分为白芍、赤芍两种。一般白芍多取材于栽培品种，而赤芍多为野生品种，二者同为一类，但功效有异。白芍重在补血养阴，赤芍重在凉血活血。

7. 何首乌

何首乌为蓼科植物何首乌的块茎，古称地精、交藤、夜合。何首乌味甘苦，微涩，性微温，入肺肾经。其主要成分含大黄酚、大黄素、大黄酸、大黄素甲醚、脂肪油、淀粉、糖类及卵磷脂等。具有养血益肝、补肾固精及滋阴润肠等功效。主治阴虚血枯所致的头晕、耳鸣、心悸失眠、腰膝酸软、肢体麻木、遗精崩漏诸症。中医认为"发为血之余"，"肾主发"。何首乌入肾滋阴，养肾柔肝。肾气足，肝血旺则毛发乌黑，皮肤润泽。故《开宝本草》说它"益血气，黑髭鬓，悦颜色"。因此，何首乌乃中药材中第一美容之品。在古方中有许多美容抗衰的名方均是以何首乌为主要成分的。据现代药理研究发现，何首乌还具有降低血脂、减少胆固醇的吸收、防止动脉硬化、降低血糖、强心，减少血栓形成等功效。故它又不失为补血、美容、抗衰之佳品。

8. 枸杞子

枸杞子为茄科植物枸杞的成熟果实，古称苟起子、甜菜子、枸棘、地骨。其处方用名为枸杞、枸杞子、甘枸杞。

枸杞子味甘，性平，入肝肾经。其所含成分为维生素A、维生素B_1、维生素B、菸酸、维生素C、亚油酸、酸浆红素等，具有补肾益精、养肝明目、抗衰老等功效。据药理实验证明，枸杞子具有降低血糖、降低血脂、降低血压、抗动脉粥样硬化、抑制脂肪在肝细胞内沉积、促进肝细胞新生及增强人体免疫力等作用。枸杞子适用于肾阴不足引起的虚劳羸弱、阳痿遗精、腰腿酸痛、足膝酸软、头晕耳鸣诸症。亦适用于肝阴血虚的目昏花、夜盲、视力下降、迎风流泪等眼疾。《延年方》中称枸杞子能"补虚，长肌肉，益颜色，肥健人"。说明枸杞为一种滋阴生精，而无寒热燥腻之弊的抗衰良药。枸杞子之补重在补阴，能滋阴补血，益精明目。因"味重而纯，故能辛嗍，阴中有阳，故能补气，所以滋阴而不致阴衰，助阳而能使阳旺"。枸杞子尚能明显地增强人体性功能，故古人谚云："离家千里，勿食枸杞。"

头、颈、面部穴位图

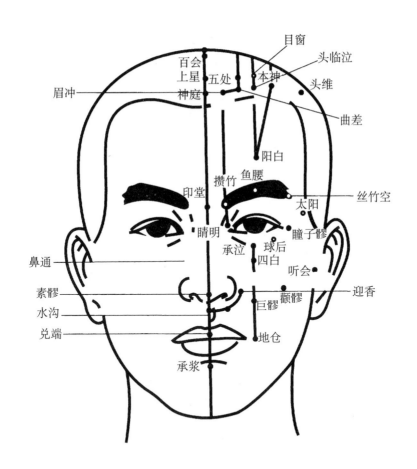

目窗
头临泣
百会
上星 五处 本神
头维
神庭
眉冲
曲差
阳白
鱼腰
攒竹
印堂
丝竹空
太阳
睛明
瞳子髎
承泣 球后
鼻通
四白 听会
素髎
颧髎
迎香
水沟 巨髎
兑端
地仓
承浆

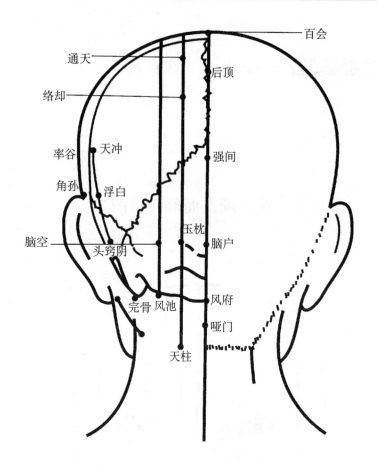

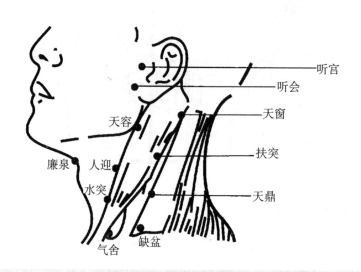

经络走向及主要治疗、保健穴位图

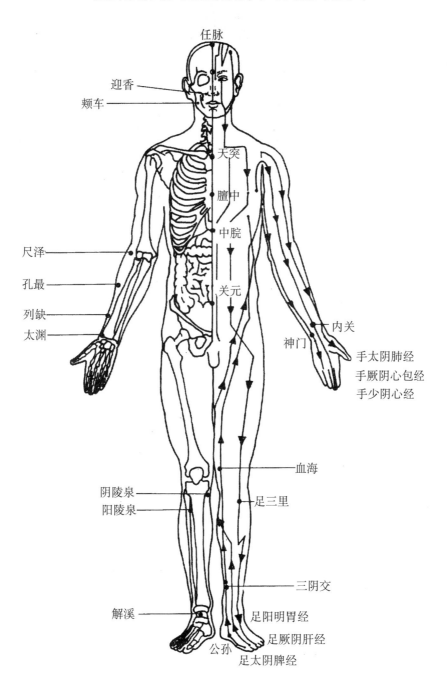

任脉

迎香
颊车

天突
膻中
中脘
关元

尺泽
孔最
列缺
太渊

内关
神门
手太阴肺经
手厥阴心包经
手少阴心经

血海

阴陵泉
阳陵泉
足三里

三阴交

解溪
足阳明胃经
足厥阴肝经
公孙
足太阴脾经

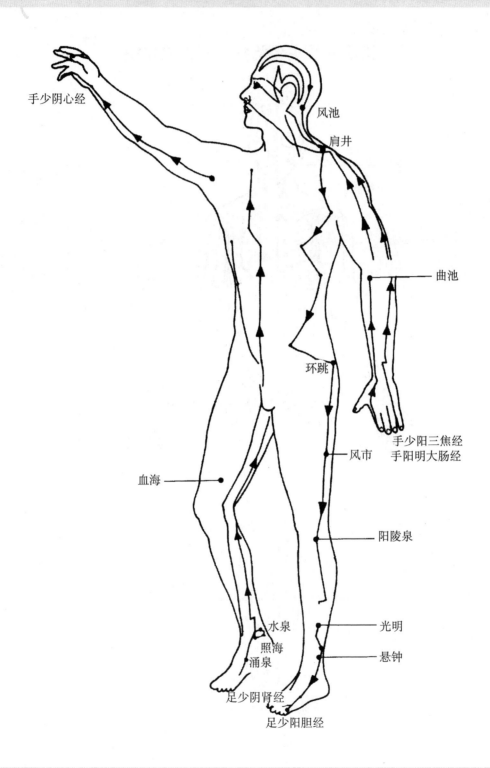

手少阴心经

风池

肩井

曲池

环跳

手少阳三焦经
手阳明大肠经

风市

血海

阳陵泉

光明

悬钟

水泉
照海
涌泉

足少阴肾经

足少阳胆经

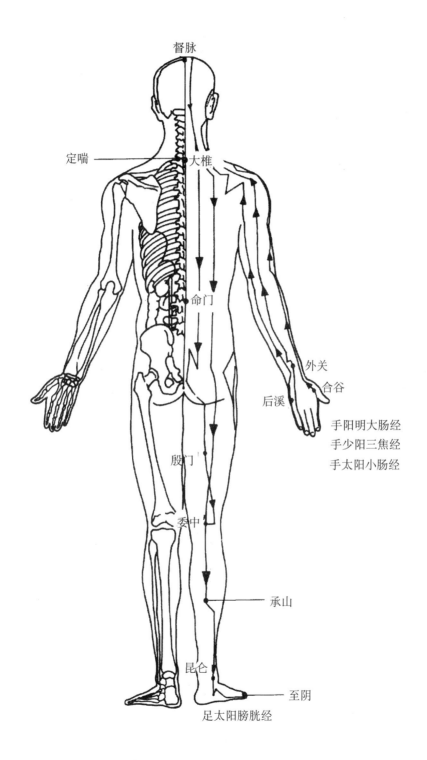

督脉

定喘

大椎

命门

外关

合谷

后溪

手阳明大肠经
手少阳三焦经
手太阳小肠经

殷门

委中

承山

昆仑

至阴

足太阳膀胱经